家庭医があかす新しい医療情報

病気と薬

ウソ・ホントの見分け方

武蔵国分寺公園クリニック院長
名郷直樹
Nago Naoki

さくら舎

はじめに

はじめまして。東京の国分寺市で開業している医者です。専門領域は、内科でも外科でもありません。また、小児科でも産婦人科でもなく、精神科でもありません。いったい私の専門は何でしょう？

専門がないのが専門です、なんて言いたいのですが、そうはぐらかすわけにもいかないですね。医者同士では「家庭医」とか「総合診療医」といえば、なんとなく話が通じるのですが、一般の方にはなかなかわからないかもしれません。

家庭医について「性別、年齢、臓器にかかわらず、日常的に起こるありふれた健康問題について気軽に相談にのる医者」という説明を見かけます。要は、あらゆる健康問題の相談にのる医者です。それでもあまりよくわからないでしょうか。本書で少しでもわかっていただければ幸いです。

私のような医者は、年齢や臓器にとらわれず対応しますから、幅広く医療の問題についての情報収集が欠かせません。しかし、医療に関する情報は膨大《ぼうだい》で、医者であるわれわれであっても、どれを信じていいのやらという現実があります。一般の方にとってはますますそうでしょう。

パソコンのキーボードをポンと叩《たた》けば、一生かかっても読みきれないほどの情報が表示されます。グーグルなどで検索し、上から10個くらいを適当に見てみる、そんなやり方で医療や病気についても情報収集しているのではないでしょうか。

そんな方法で集めた情報を眺《なが》めながら、「さて、どう利用していいものやら」と途方に暮れている人が多いのではと思います。

しかし、数ある医療情報は、日々の生活のために役立ててなんぼのものです。

インターネットの普及は、「情報を提供する」ところまでは大きな役割を果たしたかもしれません。しかし、その後の「情報を利用する」「日々の生活に生かす」というところでは、むしろ誤解や混乱を引き起こす原因になっている気もします。

そこで本書では、たくさんの情報から重要な情報を選び、ひとりひとりの生活に役立てていく方法を、できるだけわかりやすく説明していきたいと思っています。

武蔵国分寺公園クリニック院長　名《な》郷直樹《ごうなおき》

目次◎病気と薬 ウソ・ホントの見分け方――家庭医があかす新しい医療情報

第1章　風邪のはなしのウソ・ホント

第2章　ワクチン予防のはなしのウソ・ホント

第3章　医療情報のウソ・ホント

第4章　高血圧のはなしのウソ・ホント

第5章　糖尿病のはなしのウソ・ホント

第6章　健康診断のはなしのウソ・ホント

第7章 がん検診のはなしのウソ・ホント

【ご案内】

本書で紹介する医学論文の多くは英語で書かれていますが、それらの一部を日本語で提供しているサイトがあります。「エビデンスを媒介に、医療者と地域の人々をつなぐ」というコンセプトのもとにつくられた「ＣＭＥＣ（Community Medicine Evidence Center：地域医療エビデンスセンター）」という医学情報サービスです。ぜひ一度訪ねてみてください。ちなみに編集長は私、名郷直樹です。

https://cmec.jp/

病気と薬　ウソ・ホントの見分け方

——家庭医があかす新しい医療情報

本書は産経新聞の連載「家庭医が教える病気のはなし」（２０１３年４月２日～２０１５年７月28日）を大幅に加筆・修正し、単行本化したものです。

第1章

風邪のはなし

のウソ・ホント

風邪の診断はむずかしい

みなさんにいちばんなじみのある病気、それは風邪《かぜ》でしょう。風邪の診療は、家庭医の仕事のなかでもっとも大きな部分を占めるもののひとつです。

患者さんからの「何科が専門ですか」という質問に対して、「専門はありません」と答えている私ですが、あえていえば「風邪の専門」といってもいいかもしれません。私の師《し》匠《しょう》は自分のことを「風邪っぴき医者」といっていました。

多くの人は、症状にかかわらず、体調が悪いときに「風邪かな」と感じるかもしれません。１００人いれば１００通りの風邪があります。

患者さんにとって風邪が多様なものであるだけでなく、**医者にとっても風邪の診断はなかなかむずかしい**ものです。原因はさまざまですし、症状もいろいろです。

風邪と見えて、風邪でない恐ろしい病気もまぎれ込みます。神戸大学病院感染症内科の岩田《いわた》健太郎《けんたろう》教授は「風邪の定義はない。結果的に治療が必要でなかったものを風邪と考える」といっています。

これは、風邪と風邪でないものを最初の段階で区別するのは困難である、ということです。風邪のように見えても、溶血性連鎖球菌《ようけつせいれんさきゅうきん》による扁桃炎《へんとうえん》かもしれないし、中耳炎《ちゅうじ》や副鼻腔炎《ふくびくう》、気管支炎、肺炎、インフルエンザなどの可能性もある、というわけです。

ここで、さまざまな症状から大ざっぱに病気を区別するめやすを書いておきましょう。

- **せき、鼻、のどの症状が平均して全部そろっていれば「風邪っぽい」**
- **せきや鼻水がなくて、のどの痛みがいちばんのときは「扁桃炎」**
- **耳が痛いとか、鼓膜《こまく》の赤みやはれがあれば「中耳炎」**
- **顔や上の歯が痛い、膿《うみ》のような鼻水がたくさん出るときは「副鼻腔炎」**
- **鼻やのどの症状が乏《とぼ》しく、せきがひどい、聴診器で雑音が聞こえるようなときは「気管支炎」**
- **胸の痛み、呼吸数の増加、熱がつづくようなときは「肺炎」**

このように、医者は症状から病気を疑います。

また、熱だけで、せきや鼻、のどの痛みがないようなときは「風邪でない重症の病気」を疑う必要があります。

風邪を診《み》ている医者は、「風邪ですね」と簡単にいっているわけではなく、「風邪と似ているさまざまな病気のはじまりかもしれない」と考えながら診療しているのです。

「風邪らしい風邪」とは

風邪薬のＣＭで、「私の風邪はのどから、私は鼻から、私は熱から」などとうたっているものがありますが、風邪の専門医からみた「風邪らしい風邪」は次のようなものです。のどの痛みからはじまり、鼻水につづき、のどの痛みがよくなって鼻水がひどくなり、せきがはじまり、せきがひどくなると鼻水がよくなり、その後にせきが治まっていく——という経過をたどるものです。

つまり、**「のど・鼻水・せき」の３つの症状があり、のど→鼻水→せきの順番で出現し、症状が出た順に治っていく。これが「風邪らしい風邪」**です。

せきからはじまるのは風邪らしくないですし、のどの痛みが鼻水よりひどくなる場合は、風邪ではないかもしれません。

外来にきた患者さんから、「朝起きたときになんだかのどが痛くて、そのうち鼻水が出てきて、いまはのどの痛みは軽くなっていますが鼻水がひどい」なんて聞くと、風邪の専門医は「これはいちばん風邪っぽい。この後でせきが出たり、もしくは出ないかもしれないが、**そのうち勝手に治っていくので、医者にかからずに放っておいてもよかったのに**」と思いながら診察しているわけです。

「放っておいてもよかった」などと書くと、不真面目な感じがするかもしれませんが、**風邪は放っておいても治りますし、早く治すことができる治療法があるわけではありません。**

のどからはじまり鼻水が出るようなときは、まず放っておいてもいいのです。

ただ、鼻水がひどくて困るときは、抗ヒスタミン薬を少し使うといいかもしれません。花粉症に使う薬と同じ薬です。使わなければいけないということではありません。それで翌日には少しよくなっているというのであれば、もう心配ありません。そのうちによくなるでしょう。

そのうちよくなると書きましたが、じつは風邪がすっかり治るにはあんがい時間がかかることはあまり意識されていません。**「風邪は風邪薬を飲めばすぐ治ってしまう」と考えるのは間違い**で、そもそも市販の風邪薬で早く治ることはないですし、１日や２日では治らないのです。

いくつかの研究によって、平均的には**1週間から10日かかる**ということが示されています。さらに、風邪の25％は２週間以上、10％は３週間以上症状がつづくという研究結果もあります。

風邪の症状のピークは2〜3日目にあり、そこから先は徐々によくなっていきます。3日過ぎてもまだ悪化しているなら、風邪ではなく、検査や治療が必要な病気かもしれません。

「風邪らしい風邪」をよく知って、上手に医療機関を利用しましょう。

熱があるときは要注意

風邪の症状の基本は「のど・鼻水・せき」と前述しましたが、もうひとつ重要なものが抜けています。「熱」です。

熱は風邪によくある症状のひとつです。ただ、**のど・鼻水・せきの症状に、熱が加わると**、診察する医師はちょっとあせります。**重症な病気の確率が高く**なるからです。

「風邪は万病のもと」といいますが、たしかにそういう面があります。これは風邪がいろいろな病気を引き起こすというだけではありません。風邪に似た、全然別の重症な病気もあるからです。

風邪からはじまる重症な病気に肺炎があります。肺炎は日本人の死因の第3位で、最近とくに関心が高まっている病気のひとつです。たしかに肺炎は怖い病気で、甘く見るとひどい目に遭《あ》います。

実際にどんなときに肺炎を疑うかというと、のどの痛みや鼻水の症状が軽いにもかかわらず、せきがひどい、たんが多いときです。

ただ、せきやたんがひどいときでも、熱がなければ少し安心です。風邪というよりは少しこじれて気管支炎になっているかもしれませんが、治療としては風邪と同じで、放っておいてもよくなります。

でも、**熱があるとなると話は別。肺炎の可能性が出てくる**からです。

聴診器で雑音がある、呼吸音が弱いなどの症状があると、肺炎の可能性がさらに高まります。だんだん全体に悪くなる、脈が多くなって呼吸がハアハア速くなっているとなると、これは気管支炎というより肺炎の可能性が高い、という感じです。

また、**のど・鼻水・せきの風邪の症状が全然ないのに、熱がある場合**もあります。このときも「風邪をひいたんです」と受診される人が多いですが、これは風邪らしくありません。

女性であれば、尿の通り道に細菌がつく腎盂《じんう》腎炎《じんえん》を疑い、背中の痛みをチェックします。

男性であれば、前立腺《ぜんりつせん》炎を疑い、頻尿《ひんにょう》など尿症状についてチェックします。

寒けがひどく、ガタガタ震えがきた後に熱が出た、というのもちょっと怖い症状です。

単なる熱より、重症の病気の可能性が高くなるからです。まとめておきましょう。

・**のど・鼻水・せきの症状でも、せきがいちばんひどくて、熱がつづく＝肺炎のおそれ**
・**のど・鼻水・せきの症状がないにもかかわらず熱が出たとき＝風邪でない可能性**
・**熱だけではなく、寒けと震えをともなう場合＝重症な病気の表れかも？**

大人の場合、風邪にみえる病気で熱があるときは要注意です。

「冷え」は風邪の原因か

「寝冷えして風邪をひいた」「寒いホームで電車が遅れて長時間立たされたのが原因で風邪をひいた」と受診する患者さんが多くいます。

医師にとっては、**「風邪の原因はウイルス」**が常識です。「寒いところに立たされて体が冷えたからといって風邪になるわけはない。それは都市伝説では？」と思っていましたが、私が心がけているのは臨床研究の結果を吟味《ぎんみ》して役立てていくという「根拠にもとづく医療（エビデンス・ベースト・メディシン、ＥＢＭ）」です。実際の研究を調べてみると、意外な論文があることがわかりました。

２００５年に報告されたもので、年に2回くらい風邪をひくという18歳以上の健康な１８０人（平均年齢20歳）を対象におこなった研究です。

対象者を、10度の水が入った約10リットルの容器にはだしで20分間足をつけて体を冷やすグループと、靴下と靴をはいたまま空の容器に足を入れる冷やさないグループに分け、４～５日間の風邪の症状についてふたつのグループで差があるかを比べました。

具体的には、鼻水、鼻づまり、のどの痛み、せきの４症状を、毎日４段階で点数化して評価しました。まったく症状がないと０点、４症状とももっともひどいレベルは12点です。

結果は、冷やしたグループは合計が平均５・１６点、冷やさないグループは同２・８９点と、２点以上の差があり、冷やしたグループで風邪の症状が多いといえます。

くわしく見ると、実験直後はふたつのグループに差がなく、１日目で少し差がつき、４～５日目でさらに差が大きくなっています。

実験直後に差がなく、４～５日たって差が出てくるという結果は、風邪発症のメカニズムからはあんがい妥当《だとう》なものかもしれません。

寒さそのものが症状の原因なら、実験直後から差が出るといえます。実際は４～５日後に差が出たわけですから、寒さそのものよりも、**寒さが引き金で風邪のウイルスが増殖《ぞうしょく》し、**

少し時間がたったところで症状が出たと考えるのが合理的です。

じつは人間の体には、風邪の原因となるウイルスがつねに取り込まれています。つまり、**人間の体は日々、風邪のウイルスと闘っている**わけです。

風邪の症状が出るかどうかには、「気温や湿度などの環境」「ウイルス自体の病原性や量」「本人の免疫力《めんえき》」などが関係します。ウイルスが体に入れば必ず風邪になる、というものではありません。

風邪をひくための重要な因子は、ウイルスそのものではなく、本人の免疫力にかかわる因子なのかもしれません。「体を冷やすと風邪をひきやすくなる」というのは、都市伝説ではなくて、科学的な事実としても示されているのです。

インフルエンザ検査は必要か

インフルエンザの診断について考えてみましょう。

インフルエンザの流行期には、多くの患者が検査を希望します。のどの粘液《ねんえき》をとってインフルエンザウイルスをチェックする迅速《じんそく》検査です。

この検査によって「インフルエンザかどうか診断がつく」と思っている人は多いのです

が、そんなに簡単な話ではありません。

「偽陽性《ぎようせい》」と「偽陰性《ぎいんせい》」という言葉を聞いたことがあるでしょうか。偽陽性とは本来は陰性なのに検査結果で陽性と出てしまうこと、反対に偽陰性とは本来は陽性なのに陰性と出てしまうことをいいます。インフルエンザ検査もふくめて、どんな検査にも偽陽性と偽陰性の問題がついてまわります。

インフルエンザ検査の最大の弱点は、かかりはじめの初期には実際はインフルエンザであるにもかかわらず、検査が陰性になってしまう偽陰性が20～30％あるということです。つまり、インフルエンザが流行し熱のある患者の半分くらいがインフルエンザといった状況下では、**検査が陰性でも実際は20～30％がインフルエンザ**なのです。

検査の結果にもとづいて、医師が「陰性だからインフルエンザではありません」といえば、患者は「インフルエンザじゃなかった」と無理をして職場に行き、結果的に流行を広げてしまうことになります。困ったことですが、これは検査をするから起きる問題ともいえます。

インフルエンザの初期には、病歴と診察だけで診断したほうが検査をするよりむしろ正確という研究結果があります。インフルエンザにかかった場合、のどにイクラ状の盛り上がりができます。**流行期にこうした症状がみられれば、検査をしなくても、かなり正確に**

インフルエンザであるとの診断がつきます。

流行期には、高熱や関節痛、倦怠感《けんたい》などの全身症状がある場合、ほかに疑わしい原因が見当たらなければ、わざわざ検査をしなくても、インフルエンザとして対処すればいいのです。

では、検査をしたほうがいいのはどういう場合でしょうか。私の場合、まだインフルエンザが流行していない状況で、インフルエンザの可能性がある患者が来院したときには検査をします。検査によって、流行の初期がとらえられるかもしれないからです。

また、流行期でもインフルエンザらしくない高熱の患者には検査をします。検査が陽性なら抗インフルエンザ薬を処方すればいいし、陰性なら別の原因を調べなければならないからです。

インフルエンザ検査をむやみに受けるのはよくありません。とくに流行期には、いかにもインフルエンザという人の検査は不要で、むしろ、インフルエンザらしくない人にこそ検査が必要といえます。

インフル治療薬の効果はどれくらい?

インフルエンザは治療すべきでしょうか。結論からいうと、インフルエンザの治療は、

・何もせず放っておいてもいいです
・症状に合わせて薬を使うのも悪くありません
・抗生物質は不要です

普段元気で、慢性《まんせい》的な病気のない人にとって、そもそもインフルエンザと風邪を区別する意味はありません。どちらも勝手に治ってしまいます。ただ、インフルエンザのほうが多少長引いたりつらい症状が強かったりするため、薬の助けを借りたくなることが多い、ということはあります。

インフルエンザというと、「タミフルやリレンザ、イナビルなどのインフルエンザ治療薬を飲まないと大変なことになってしまう」と思っている人がいるかもしれませんが、そんなことはないのです。

これらの薬は抗ウイルス薬といいますが、**そもそもウイルスをやっつけるわけではなく、その増殖を抑えるだけ**です。増殖を抑えつけているあいだに、体が徐々に勝手に治っていくわけで、**飲めばすぐに効く類《たぐい》の薬ではない**のです。

また、タミフルは10代の患者さんには精神症状などの副作用が出る可能性のために、原則として使ってはいけない薬になっています。

インフルエンザ患者を、抗ウイルス薬を飲むグループと飲まないグループに分け、治るまでの日数を検討した研究では、ふたつのグループの日数には1日弱しか差がないことが示されています。**何もしないと治るのに7日かかるところが、薬を使うと6日に縮まるという効果しかない**のです。

ただ、インフルエンザが重症化しやすく、別の病気につながるような場合は、抗ウイルス薬を使う必要があります。対象者は、65歳以上の高齢者、乳幼児、呼吸器系や心臓の病気がある人、糖尿病などの慢性疾患《しっかん》のある人、がんを患《わずら》っている人などです。

ほかにも、「ぜんそく患者は風邪やインフルエンザにかかると40％以上にぜんそく発作が起きる」「肺気腫《はいきしゅ》や心不全をもつ患者はインフルエンザをきっかけに元の病気が悪化して入院が必要になる」といわれています。

もう一度、インフルエンザの診断、治療についてまとめておきましょう。

普通に生活している元気な人はインフルエンザかどうか検査を受けたり、タミフルなどの抗ウイルス薬を飲んだりする必要はありません。**つらい症状を緩和《かんわ》する薬を使いながら、休んでいればいい**のです。**検査や抗ウイルス薬を考慮しなければいけないのは、一部の人**

たちだけなのです。

風邪薬に早く治す効果はない

次は風邪の治療についてのお話です。先にも書きましたが、風邪は治療しないで放っておいてもそのうち治ってしまいます。そのうち治るのですから、治療をしなければいけないということはありません。

風邪は治療しなくてもよい。これはまず確認しておきたいところです。医師から「風邪ですね」といわれたら、とくに薬をもらうことなく家に帰って寝ていればいいのです。

それでもなお風邪に対する治療に意味があるとしたら、「早く治す」ということでしょう。薬局で買える総合感冒薬《かんぼう》のＣＭがテレビで頻繁《ひんぱん》に流れていますが、どれも「早めに飲んで、早く治そう」と訴えています。

しかし、驚くべきことに、**市販の風邪薬に風邪を早く治す効果はない**ことがわかっています。

そもそも総合感冒薬とはどんな薬かというと、それぞれの症状を抑えつける複数の成分からなる症状緩和薬です。市販の総合感冒薬には多くの薬が入っています。具体的に、ある総合感冒薬の成分を見てみましょう。

・クレマスチンフマル酸（鼻水止め）
・リゾチーム塩酸塩（炎症を鎮《しず》める）
・アセトアミノフェン（解《げ》熱《ねつ》鎮痛剤）
・ジヒドロコデインリン酸塩（せき止め）
・ノスカピン（同）
・メチルエフェドリン塩酸塩（同）
・グアヤコールスルホン酸カリウム（たんをきれやすくする）
・無水カフェイン（眠気防止）
・ベンフォチアミン（ビタミンB1）

9種類の成分が入っていますが、どれも、**薬が効いているあいだは症状を緩和しますが、早く治すわけではありません。**

「薬を飲んで一発で治った」という経験のある人もいると思いますが、それは**薬で症状を抑えているあいだに勝手に治ったのであって、薬で早く治っているわけではない**のです。

もちろん、治るまでの症状が一時的にでも軽くなるのは十分意味があることですから、風邪薬が無意味だというわけではありません。また風邪薬を使うと、かえって治るのが遅くなる心配もありますが、いまのところそのような研究結果は示されていません。

ただ、市販薬には勝手にいろいろな成分が入ってしまってますから、熱もないのに解熱剤も飲むという無駄《むだ》や、必要のない薬による副作用が出るなどのデメリットもあります。**風邪薬とは風邪を早く治す薬ではありません。**風邪薬を飲む目的は、その場のつらい症状を楽にするためです。

症状があまりつらくもない軽い時期に風邪薬を飲むのは、副作用や薬代にかかる費用のことを考えると、おすすめできないばかりか、**やめたほうがいい**ことなのです。

風邪に抗生物質は効かない

市販の風邪薬で風邪が早く治ることはないと書きましたが、それなら医者にかかって風邪薬をもらえばいいと思うかもしれません。

じつは市販の風邪薬も医者が処方する風邪薬も、どちらも同じものです。ただ、**医者が出す風邪薬は個々の症状をねらい撃ちしたもの**です。自分の症状と関係のない、よけいな薬を飲まずにすむというい面はありますが、**それでもやはり早く治るわけではない**のです。

市販では買うことができない抗生物質をもらえばいいのではないか、と思われた方が多いかもしれません。

実際、日本では風邪患者の60％以上に抗生物質が投与されているという報告が２００９年になされています。最近もそれほど変わっていないと思われます。そうした状況では、「風邪のときに抗生物質を飲んだほうがいい」と考えるのはむしろ普通のことでしょう。

しかし、残念ながら、**風邪に抗生物質を投与すると早く治るという明らかな効果は認められていません。むしろ下痢《げり》などの副作用が多く**なることが明確に示されています。

風邪の原因であるウイルスは細菌とは別物です。理屈《りくつ》で考えても、**抗生物質は細菌にしか効かないため、ウイルスが原因の風邪に対しては効果がない**と考えるのが合理的でしょう。

ただし、風邪と思っていたら結果的には肺炎だったということもあります。そうした場合、抗生物質を早めに飲んでおけば肺炎にならずにすんだのに、ということがあるのも事実です。

しかし、これについても２０１３年、１５０万人以上を対象にした大規模な研究が報告され、１万２０００人以上の風邪の患者に抗生物質を使ってようやく１人の肺炎による入院を予防できるほどの効果しかないことが示されています。

また、鼻水が黄色くなったときは、細菌が原因の副鼻腔炎《ふくびくうえん》で抗生物質が必要だと考えられていいます。これについても、実際に細菌が原因になっている副鼻腔炎は１割にも満たず、抗生物質の投与で必ずしも早く治るわけではないという研究結果があります。

風邪患者の60％に抗生物質が使われている現状は、無駄な治療が多くおこなわれていることを示しています。

風邪といわれたら、ひとまずは抗生物質なしで経過を見る勇気が必要です。風邪なのに抗生物質を出された場合、抗生物質が本当に必要かどうか、医者に説明を求めてみてはいかがでしょう。

抗生物質を出すのはいい医者か？

一部の医者は、いまだに風邪には抗生物質を出すほうがよいと考えていたりします。抗生物質を要求する患者さんにとっては、抗生物質を出す医者のほうが「患者の希望に応《こた》えてくれるいい医者」と思われている面があります。

こうした混乱した状況をいったいどう改善していけばいいのか、私自身も明確な対応方法があるわけでなく、困っているのが現実です。

医者が「抗生物質は必要ない」といっても、「いや、私の場合は抗生物質ですっきり治るんだから出してくれ」というやりとりはよくあります。こういう場合には、「風邪はウイルスが原因だから、抗生物質は効かないんですよ」なんて理屈で説明したところでうまくいきません。**患者さんの側に「風邪には抗生物質」みたいな〝信仰〟が出来上がっていることもあります。**

これは、説明を理解しない患者さん側の問題だけではありません。風邪患者の60％に抗生物質を投与し、**あたかも風邪に抗生物質が必要であるかのように仕向けてきた医者自身の問題**でもあります。

多くの医者が抗生物質を出す現状を無視して、口先だけで「風邪に抗生物質はいりません」といっても、患者さんの信用を得ることは無理でしょう。

風邪の診療は、医者と患者さんとの信頼関係を探る格好の道具だと思います。信頼関係がないとどんな説明をしてもうまくいきません。

私自身は風邪と診断して抗生物質を出さずに対応する場合、次のように説明します。

「いまのところ風邪と考えていいと思います。抗生物質は不要です。このまま様子をみるのもひとつの方法ですし、症状を和《やわ》らげる薬を使うのも悪くありません。どうしましょう」

患者さんが薬がほしいといえば薬を出し、様子をみたいといえばそうします。患者さんがどうしていいか迷っているようであれば、症状が軽い人には何もしないことをすすめますし、症状が強い人には症状がつらいときだけ使うように薬をおすすめします。

こんな説明で納得してもらえるようなら、患者さんとそれなりの関係が築けているのかなと判断します。

ただ、納得してもらえないこともあります。残念ながら信頼関係が築けていないということです。私の場合、それでも抗生物質を出さないことが多いので、患者さんは別の医者に抗生物質をもらっているかもしれません。むずかしいもんです。

インフル流行時に気をつけたい病気

インフルエンザの流行期に見落としがちで、意外に多いのが**溶血性連鎖球菌《ようけつせいれんさきゅうきん》（溶連菌《ようれんきん》）による扁桃炎《へんとうえん》**です。

のどの両脇に扁桃と呼ばれる組織があります。自分ののどを見てみれば、盛り上がりがわかる人もいるでしょう。この扁桃に溶連菌という細菌が繁殖《はんしょく》して起こるのが扁桃炎です。

3歳未満の乳幼児で考慮する必要はありませんが、その他の年齢ではつねに考えておくべき病気です。

私のクリニックの統計ですが、発熱でのどの痛みを訴える患者のうち、**15歳未満の小児の25%、大人の10%が溶連菌**でした。とてもありふれた病気といえるでしょう。

症状の特徴は発熱とのどの痛みで、飲み込むときに痛みをともないます。首のリンパ節がはれるのも特徴のひとつで、とくに首の前側のリンパ節がはれます。首の後ろ側のリンパ節がはれる場合は、溶連菌の可能性は低くなります。

インフルエンザとの違いは、せきがほとんどないことです。熱とのどの痛みがあり、首の前側のリンパ節がはれ、せきがなければ、インフルエンザより溶連菌をまず考えます。

診断方法としてはインフルエンザ検査と同様に、のどの粘液をとる迅速検査が用いられます。検査が陽性であれば、ほぼ溶連菌と診断できます。

陰性の場合でも、実際は溶連菌なのに陰性と出てしまう「偽陰性」が避けられないのは、インフルエンザと同じです。インフルエンザの流行期でなく、周囲に溶連菌の流行がみられる場合には、症状のみで溶連菌と判断する場合もときどきあります。

治療にはペニシリン系の抗生物質を使います。1日飲めば感染性がほぼなくなり、数日で熱が下がり、のどの痛みも改善します。

ただし、薬は10日間飲みつづける必要があります。溶連菌感染症の後にリウマチ熱といって、関節がはれたり心臓弁膜《べんまく》症を引き起こしたりする合併症があり、その予防のためです。

溶連菌感染症にはまた、急性腎炎《じんえん》症候群といって、腎臓の機能が悪化し、むくみが出たり、血圧が上がったりする合併症もあります。こちらは抗生物質を飲みつづけても、あまり予防できない面があります。

溶連菌感染症後にリウマチ熱となった患者さんを私はこれまでひとりしか見たことがありませんが、急性腎炎症候群の患者さんは数年ごとに経験しています。

インフルエンザ流行のかげに溶連菌感染症ありです。みなさん注意しましょう。

大人と違う子どもの風邪

子どもの風邪は大人とかなり異なります。大人では、「風邪だと思っていたら、急激に症状が悪くなり入院」という事態はあまり起こりません。「風邪かな?」と思ったときは、とりあえず経過を追っていき、よくならなければ肺炎など風邪でないものを考える、というのんびりした対応でだいたいは大丈夫です。

一方、**子どもには「風邪は放っておけば治る」という言い方が通用しない**ところがあります。「午前中に何でもなかったのに、午後になったら大変」という状況にしばしば出合います。

私のクリニックでも、最初は風邪のような症状だった子どもを、翌日には救急車で大きな病院へ搬送することが結構あります。

搬送するケースで多いのが**細《さい》気管支炎と呼ばれる病気で、これは子どもの入院理由でもっとも多い病気のひとつ**です。

細気管支炎の原因は、「RSウイルス」や「ヒトメタニューモウイルス」などのウイルスです。これらは大人では軽症の風邪を起こすだけのありふれたウイルスですが、一部の子どもには入院が必要になるほど重症の細気管支炎を引き起こすのです。

細気管支炎は、最初は鼻水、せき、熱がおもな症状です。普通の風邪とまったく区別がつきませんからやっかいです。これらの症状が出て2〜3日のあいだに、呼吸が速くなり息がゼイゼイし、ミルクも飲まなくなって様子がおかしいと急いで医者にかかったら、救急車を呼ばれて入院、という経過です。

子どもの風邪というと、高熱を心配することが多いかもしれませんが、細気管支炎は高熱がないこともよくあります。ですから、**熱がないから安心というわけにはいかない**のです。ここも大人の風邪と違うところです。

細気管支炎で入院になる危険が高いのは乳児です。とくに未熟児や先天的な異常をもった子どもでは危険が高いことが知られています。そして、感染をくり返すうちに軽症化していき、**２歳を過ぎるとほとんど入院するようなひどい細気管支炎にはならなくなります。**

残念ながら、細気管支炎にはこれといった治療法がありません。呼吸状態が悪くなって酸素が足りなくなるような状況でも、入院して水分や塩分を補給し、酸素を吸いながら寝ているあいだに治るのを待つ、というところです。もっとも重症な場合には、呼吸が止まってしまい人工呼吸器をつなげないといけないこともあります。

ウイルスですから抗生物質も無効で、早めに抗生物質を飲んでいたところで役には立ちません。

子どもの発熱、どう判断する？

大人の風邪では、「熱のある風邪は注意」と書きましたが、子どもの場合は必ずしもそうではありません。前項で取り上げた細気管支炎がもっともよい例です。

高熱がないというのがむしろ特徴で、39度を超えるようなことは少なかったりします。

39度以上の熱があるときは、むしろ細気管支炎以外の別の病気を考える必要があります。

逆に「高熱だけど大丈夫」という病気もあります。乳幼児のもっともありふれた病気のひとつである、**突発性発疹《ほっしん》**がそうです。この病気は、**39度を超える高熱になることがよくありますが、放っておいてもよい病気の代表**です。

症状は、3～4日高熱がつづいた後、全身に発疹があらわれます。発疹が出るまでは診断がつきにくい病気ですが、熱以外の症状がほとんどなく、熱が高いわりに機嫌がいいときには、まず突発性発疹を考え、とくに薬は使わずに様子をみます。

薬を使うと、薬のアレルギーによる発疹かどうかを考える必要が出てくるため混乱するのです。突発性発疹を疑ったときには何も薬を使わないのがおすすめです。

乳幼児の場合、急に熱が高くなるのはただの風邪でもよくあることなので、それだけで心配することはありません。**熱があっても機嫌がよくミルクもよく飲んでいれば、たいていは医者にかからなくてもいい**のです。

ただ、高熱が長くつづくとなると話は別です。中耳炎や副鼻腔炎、あるいは肺炎といった抗生物質を使わないと悪化してしまう病気が含まれてきます。5日以上つづく場合は、川崎病のように特殊な治療が必要となる病気もあります。

「何日つづけば危険」というめやすを示すのはむずかしいのですが、**熱だけで考えるより**

も、「機嫌がいいか」「ミルクが飲めているか」「だんだん悪くなっていないか」といった別のめやすとの組み合わせでみることが重要です。

熱以外の全体的なことを測る指標として、医者がもっとも重視しているのが脈拍《みゃくはく》数と呼吸数です。**熱のわりに脈拍数が多かったり呼吸数が多かったりするのは、たいがい危険です**。平熱よりも平脈拍数、平呼吸数が重要なのです。

小さなお子さんのいる方は、熱だけでなく、普段の脈拍数、呼吸数に気をつけておくととても参考になります。

熱のように簡単に測ることができないのがちょっと問題ですが、慣れればあんがい簡単です。かかりつけの医者に測り方をぜひ聞いてみてください。

風邪の子どもに薬を使うべき？

子どもの風邪にも、大人と同じように風邪薬や抗生物質が使われています。薬が使われすぎであることについては、多くの人の意見が一致しています。しかし、「どういうときに使って、どういうときに使わないか」という使い方には、意見の一致をみないのが現状です。

まず、風邪薬について考えてみます。

子どもが風邪のときに何も薬を使わない人はまれでしょう。鼻水が出れば鼻水止め、せきが出ればせき止め、熱が出れば解熱剤が当たり前のように処方されます。鼻水やせきで苦しそうな子どもを放っておけないというのはそのとおりで、なんら異論はありません。

しかし、鼻水止めやせき止めの薬は、風邪を早く治さないばかりか、その場の症状に対してもあまり効果がなく、一方で副作用もあることが示されています。

薬に効果があるから使うというよりは、医者や親が安心したいために使っている面があり、薬を投与された子どもは副作用で苦しむだけかもしれません。

アメリカ小児科学会は2歳未満の子どもに「鼻水止め、せき止めを使ってはいけない」、4歳未満にも「使うべきではない」といっています。日本でも日本外来小児科学会が同様の主張をしています。

次に抗生物質について。乳幼児では、風邪と思っていたら中耳炎や肺炎だったということがよくあります。細菌性髄膜炎《ずいまくえん》や化膿《かのう》性関節炎、敗血症《はいけつしょう》など重症の感染症のこともあります。

「抗生物質でこうした病気を予防する必要がある」というのはなかなか説得力のある説明です。しかし、やはり**アメリカ小児科学会は、風邪に抗生物質を使ってはいけないといい**

ます。

抗生物質を使っても、合併症や重症感染症が減ることは示されていません。一方、発疹や下痢など、副作用の増加は明らかになっています。

さらに大きな問題は、予防的に使われた抗生物質のために、重症感染症の原因となる菌が特定できなくなったり、抗生物質が効かない耐性菌《たいせい》を出現させたりすることです。

細菌性髄膜炎は、風邪に抗生物質が山のように使われても減少しませんでしたが、乳幼児へのヒブ（インフルエンザ菌ｂ型）や肺炎球菌《はいえんきゅう》のワクチンが普及したことによって激減しています。

くり返しますが、熱が出て、せき、鼻水はひどいけれどよくミルクを飲んでにこにこしている子どもに、風邪薬や抗生物質を飲ませるのはやめたほうがいいのです。子どもを医者に連れていき、「風邪です」といわれたら薬をもらわずに帰るのは、あんがいいい対応方法なのです。

熱性けいれん、あわてずにチェック

子どもの風邪で「熱は重症のサインではない」と先に書きましたが、熱が出たときにけいれんを起こして救急車で運ばれた経験をもつ人もいると思います。

子どもが白目をむいて泡を吹き、全身をがくがくさせている様子を見た保護者が、「脳に後遺症が出るのではないか」「呼吸が止まって死んでしまうのではないか」と考え、パニックになってしまうのももっともです。

実際にけいれんは、脳炎や髄膜《ずいまく》炎など後遺症を残すような重症の病気のあらわれのこともあります。ただ、大部分は「熱性《ねっせい》けいれん」という良性のもので、心配ありません。

私のクリニックでも、年に数度は待合室や診察室で待っていた子どもが突然、けいれんを起こすことがあります。多くは様子をみていると数分で治まるので、いくつかの項目をチェックして問題なければ、普通の風邪と同じくそのまま家に帰ってもらっています。

このチェックは、脳炎や髄膜炎、てんかんなど重症の病気を除外することが目的です。

・年齢は6ヵ月〜6歳のあいだか？
・38度以上の発熱があるか？
・発熱から1日以内か？
・けいれんは15分以内か？
・1回の発熱で1回目のけいれんか？

これらがすべて当てはまる場合は単純性の熱性けいれんと考え、まずは様子をみましょう、となります。

1項目でも当てはまらないものがあれば、複雑性の熱性けいれんと考え、専門医療機関に紹介します。ただ、複雑性だからといって、何か重症な病気があるとは限りません。先日もクリニックの外来で、1回の発熱で2回目のけいれんが15分以上つづく子どもがいましたが、精密検査をしたところ、とくに異常はなく、熱性けいれんで心配ないということでした。

熱性けいれんの50%は1回きりで、2回目を起こすことはありません。そのため、1回目の単純性の熱性けいれんの場合は、次に熱が出たときのためのけいれん予防の治療をしないのが一般的です。

もし2回目を起こしたら、3回目の予防のためにけいれん止めを使うことが多いと思います。

熱性けいれんは予防しないとくり返しやすくなるということはありません。3回目は起こさない可能性もあり、予防の治療をしないのも選択肢のひとつです。

熱性けいれんは全小児の数%が経験するありふれた病気で、その大部分は良性のものです。そのうち起こさなくなるということを、ぜひ知っておいていただきたいと思います。

注射や点滴は効き目抜群？

風邪の患者さんから注射や点滴をしてほしいといわれることがときどきあります。1本注射を打てばたちどころによくなる。そんな都合のいい治療があれば私もぜひ受けたいですが、残念ながら私の知る限りそんな魔法の注射はありません。

ただ、私自身が子どものころ、熱が出て近くの医者にかかるたびに注射されていましたから、昔はよくおこなわれていた治療でしょう。注射は、解熱剤か抗生物質だったのでしょうか。

いまでは解熱剤も抗生物質も飲み薬がありますから、注射で痛い思いをする必要はありませんし、そもそも**解熱剤や抗生物質が風邪を早く治す効果がないこともわかっています。風邪で「いい注射があるので打ちましょう」という医者がいたら、あやしい**と思ったほうが賢明です。多くは飲み薬ですむものをわざわざ注射しているだけですから。夢の新薬を独自に開発して打っている可能性はきわめて低いと思います。

点滴については、もう少し望みがありそうです。風邪による胃腸炎で、吐《は》き気や下痢がひどくて食事がとれないときに、不足する水分や塩分を点滴でおぎなう方法はとても合理的に思えます。

しかし、点滴の効果について、意外な論文結果が示されています。

吐いたり下痢をしたりしている15歳未満の胃腸炎の患者をふたつのグループに分け、片方は点滴、片方は口から少しずつ塩分・水分・糖分を飲ませて比較したところ、下痢の持続時間に差はなかったというのです。

さらに驚くべきことに、けいれんや死亡という重症の合併症は、点滴をしたグループよりもしないグループのほうが60％以上も少なかったのです。下痢の持続時間に差はないものの、点滴なしのグループで病院の滞在時間がかなり短くなったという結果で、**トータルでは点滴よりも口から飲ませたほうがいいという結果**だったのです。

ただ、口から飲むグループのやり方は、１口飲ませて吐かないかどうか確かめ、５分後にさらに１口というような手間のかかるものです。とはいえ、点滴も小さな子どもでは押さえつけないといけなかったり、高齢者ではなかなか点滴が入らず何度も針を刺してしまったりするので、同じぐらいの手間かもしれません。

口から飲んでよくなっていけば点滴は不要で、むしろそのほうが安全な治療といえます。

少しずつ飲んでも吐いて下痢をしてしまい、よくならないときだけ点滴をすればいいのです。

おなかの風邪に見える危険な病気

風邪が流行しているとき吐いたり下痢をしたりすると「風邪がおなかに入った」という言い方をよくします。医学的な診断としては風邪とは別に考えたほうがいいのですが、一般の方にはこのほうがわかりやすいので、私自身も患者さんに対してこう説明することがよくあります。

多くは放っておけば治りますし、抗生物質が不要なのも風邪と同じです。一方で、風邪にみえる肺炎のように重症な病気が隠れていることもあります。

おなかの風邪のようにみえて、じつは重症な病気について考えてみます。

吐き気や嘔吐《おうと》の症状があれば、まずおなかの病気を考えるかもしれません。実際、吐き気で消化器内科を受診する人は多いはずです。もちろん、虫垂炎《ちゅうすい》のように消化器関係でも放っておくと危険な病気はありますが、**吐き気や嘔吐の症状で危険となるものの多くは、おなかの病気ではありません。**

たとえば、突然嘔吐し、下痢がないような患者さんが受診したとき、われわれ家庭医はまず血管の病気を疑います。

心臓の血管が詰まる心筋梗塞《しんきんこうそく》や肺で詰まる肺梗塞、脳の血管が破れるくも膜下《まくか》出血などですが、これは消化器ではなく循環器科や脳外科の病気です。

おなかが原因でない重症な病気を疑うポイントのひとつは、「下痢がないこと」。

この場合、患者さんが「下痢してます」といっても、1回くらいの下痢は下痢でないかもしれず、複数回の下痢がなければ危険な病気を疑い、慎重《しんちょう》に調べます。

下痢以外のポイントは、**「その症状が突然はじまったかどうか」**です。

「突然」とは、ある時点から急激に症状がはじまったということです。たとえば「テレビを見ていて、あの場面のあの瞬間で起きた」とはっきりはじまりを特定できるような状況です。それまでに経験したことがないような症状で、どんどん悪化していくような場合、かなり危険なサインといえます。

突然の吐き気や嘔吐で下痢がなく、いままでのおなかの風邪とは違って重症な感じがあり、改善することなくだんだん悪くなる場合、これはおなかの風邪ではないもっと重い病気を疑う必要があります。こんなときは急いで医療機関を受診することをおすすめします。

突然はじまり、いまだかつて経験したことがないような症状がだんだん悪化する場合は、風邪ではない重症な病気を考えましょう。

これはおなかの症状に限ったことではありません。胸が痛い、頭が痛いというときも同じです。

下痢のときも普通の食事でＯＫ

おなかの風邪のようにみえて、じつは重症な病気を見分けるポイントとして「下痢がないこと」を挙げました。実際、**「吐き気や嘔吐があっても、下痢がはっきりしているようならまぁ大丈夫」**というのが、おなかの風邪を診るときの基本です。

ただし、海外旅行後の下痢や、腹痛が強い、便意はもよおすが少量出るだけで便が残った感じがする（渋《しぶ》り腹）、便に血が混じる——なども注意したい症状です。

また、全身の倦怠《けんたい》感が強い、口の渇きがひどい、尿の量が少ない・色が濃い、筋肉がけいれんする、立ちくらみが起こる——などは脱水症のサインです。

下痢をしていて、こうした症状がある場合は医療機関を受診したほうがいいでしょう。これらの症状がない下痢ならば、あわてて医療機関を受診する必要はなく、１〜２日様子を見てもかまいません。

嘔吐のない下痢のとき、食事をどうすればいいかは一定の見解がありませんが、多くの医師は「まずは水分だけで様子を見て、問題なかったら食事をしてください」などと説明しているように思います。

ただ、下痢の患者さんの食事について調べた海外の研究では、ちょっと意外な結果が出ています。

研究は、10歳未満の下痢の子ども１２８３人を対象に、水分補給を開始した後、食事を12時間以内の早期に再開したグループと、12時間以降にゆっくり再開したグループを比較しました。その結果、早く食事を再開したグループのほうが下痢の持続時間が約7時間短かったのです。

下痢が2週間以上長くつづいた子どもの割合も、早く食事を再開したグループでは１・１％だったのに対し、ゆっくり再開したグループでは３・６％と大きく違わない、むしろ早く再開したグループで少ないという結果です。

一方、点滴が必要となったり、嘔吐したりした子どもの割合には差がありませんでした。

嘔吐のない下痢のときに、「普通の食事をはじめるのは1〜2日延ばしたほうがいい」というのは、迷信かもしれません。無理に食べるのはおすすめできませんが、**食べられる範囲で通常の食事をつづければいい**のです。

この研究は子どもを対象にしたものですから、大人においてはなおさら食事の再開に対する制限は不要な可能性が高いでしょう。

私も以前は、下痢の患者さんに「普通の食事は明日からにしたほうがいいかもしれません」と言っていました。しかし、この論文を読んでからは、「このままいつもの食事を無理のない範囲でつづけていいですよ」と説明することにしています。

高齢者の風邪で気をつけたいこと

今度は高齢者の風邪についてのお話です。

持病がない高齢者は普通の大人と同じように考えていい場合も多いのですが、心臓や脳に慢性の病気があったりベッドで寝たり起きたりといった**あまり元気でない高齢者は**、別に考えないと大変な目に遭うことがあります。**子どもの風邪と同じように、急激に悪くなることがある**ためです。

普通の大人では熱が出たというときの多くは風邪ですが、虚弱な高齢者の場合は風邪以外の重症な病気の割合が高く、悪くなっていかないかどうか慎重に経過をみる必要があります。

高齢者では熱がなくても重病ということもよくあります。肺炎や敗血症など重症の病気でも、高齢者の30～50％には熱がないという研究結果が報告されています。熱は平熱との差でみることが重要です。**平熱よりも１度以上高ければ、熱があると判断**したほうがいいかもしれません。

高齢者はもともと体温が低い人も多く、平熱が35度台なら37度５分でも高熱といえるのです。平熱との差がなくても、食事がとれない、全体的につらい、眠れないなど日常生活に支障が出ていれば、何か重大な病気が隠れていることを疑い、検査したり慎重に様子をみたりします。

脈拍数や呼吸数、血圧も大事です。**脈拍数や呼吸数が多いときは要注意。血圧は**高いことばかりを気にする人が多いのですが、**むしろ低いときが危険**だったりします。とくに上の血圧が脈拍数より低いような場合、重症の脱水や出血など危険な状態が隠れているかもしれません。

こうしたことから、**高齢者が「風邪をひいた」と受診した場合、医者はまず風邪でないほうを考えて診療します。**肺炎や腎盂《じんう》腎《じん》炎、胆《たん》のう炎、敗血症、心内膜《しんないまく》炎など、多くの重症な疾患を考慮します。

これらの疾患は、視診や触診による診察だけでは不十分なことが多く、機器を使った検査にどうしても頼ることになります。

まずおこなうのは、腹部の超音波検査や胸のエックス線撮影、血液・尿の検査です。検査をすると、高齢者では何か異常がある場合も多く、何もないことのほうが少ないかもしれません。

このように高齢者について書くと、どうしても重症な病気を思い浮かべ、日常生活もささいなことで不安になりがちになります。

ただ、**高齢者でもご飯が普通に食べられてよく眠れるようであれば大丈夫なことが多い**のは小児や大人と同じで、過度な心配は無用です。

風邪の治療薬は存在しない

風邪について長々と書いてきましたが、家庭医が風邪の専門医であることがおわかりいただけたでしょうか。

おさらいですが、**風邪について決定的な治療はなく、その場の症状を和らげる治療があるだけ**です。抗生物質に効果は期待できません。

にもかかわらず、多くの人が風邪薬や抗生物質を求めて医療機関を受診します。これはいったいなぜでしょうか。

ひとつには、テレビＣＭの影響があると思います。風邪薬は「早く飲めば早く治る」というＣＭが多く、「一時的に症状を抑えるだけ」という本当の効果を正しく伝えていません。そうしたＣＭをよく目にすることで、「市販薬が効くのだから、医療機関の出す薬はもっと効くだろう」という誤解が広がっているようにも思います。

もうひとつは、医者自らが多くの風邪薬と抗生物質を風邪の患者に出すことです。患者さんが「効かないような薬がこれだけたくさん使われているはずがない」と思うのも無理はありません。

たいして効かない薬を出されても患者さんが医者に不信感を抱かないのは、風邪が自然に治る病気ということがあります。**どんなに効かない治療をしていても、風邪は１週間くらいで治ってしまいます**。でも、患者さんは「薬を使わなければ10日か２週間は治らなかったかも」などと、薬に効果があったと考えてしまうのです。

風邪で抗生物質を求める患者さんの多くは、抗生物質を飲んだら翌日すっかりよくなったという経験があるのではないでしょうか。実際は、抗生物質を飲まなくても同じように治っていた可能性が高いのですが。

そもそも抗生物質は飲めばすぐ効くものではなく、数日のあいだに徐々に効いてくる薬です。

タミフルなどのインフルエンザ治療薬も同じです。「インフルエンザの薬を飲んだら翌日には熱が下がった。こんなに効く薬はない」と外来で話している患者さんがいますが、多くは薬の効果ではありません。**元気な人のインフルエンザは、薬を飲まなくても翌日にはかなりよくなってしまう場合もけっして珍しくはない**からです。

自然に治ってしまう病気に対し、効きもしない治療をし、治ったのを治療のおかげにするのは詐欺《さぎ》といえないでしょうか？

自然に治る病気に対しては、そのことをきちんと説明することが第一です。それを伝えたうえで、**そのまま放っておくのも選択肢に入れ、治療についての相談をすることが重要**なのです。

第2章

ワクチン予防のはなしのウソ・ホント

予防接種や健診で健康を守る

本書のサブタイトルになっている「家庭医」が私の仕事ですが、そもそも家庭医という言葉自体が日本ではまだ、なじみがありません。「はじめに」でも書きましたが、家庭医とは「性別、年齢、臓器にかかわらず、日常的に起こるありふれた健康問題について気軽に相談にのる医者」ですが、いまひとつわかりにくいかと思います。

そこで、私自身が日ごろクリニックでいったい何をしているのか、実際のデータをもとに具体的にお話ししたいと思います。

私のクリニック「武蔵国分寺公園クリニック」には、1ヵ月に1500〜2500人が訪れます。そのなかでもっとも多いのはどんな人だと思いますか?

この質問を読んで、「『どんな人』でなく、『どんな患者さん』ではないか」と思った方がいるかもしれません。

クリニックでは、来院した人がどんな理由で来たのか、すべてのデータをリアルタイムに蓄積しています。クリニックがおこなっている診療情報を、だれに対しても、すぐに提供できるように、電子カルテシステムが構築されています。

そのデータによれば、来院した人でもっとも多いのは予防接種と健康診断のためでした。予防接種や健康診断を目的にクリニックを訪れる人たちは、患者さんではありません。「どんな人」としたのはそのためです。

患者さんでなく、健康な人のほうが多くクリニックを訪れていると知って、意外に思った方も多いかもしれません。

家庭医の仕事では、予防接種や健康診断、がん検診などの予防活動が大きな割合を占めます。内科にしろ外科にしろ、予防にかかわる仕事がもっとも多いという医者は少ないと思います。

家庭医は、風邪の熱やせきの患者さんを診《み》るだけではありません。**診断、治療でなく、まず予防。**これを家庭医の特徴として知っていただければ幸いです。

その仕事の様子は、クリニックのホームページでも公開しています。一度、のぞいてみてください。

ワクチンはみんなで受ける

クリニックの仕事の第１位である予防活動。私のクリニックでは、毎シーズン３０００

本以上のインフルエンザワクチンを注射します。６ヵ月の乳児から１００歳近い高齢者まで、家族全員で受けに来る方も珍しくありません。

在宅患者さんの大部分も訪問時に、もちろん私自身やクリニックの職員にも接種します。産業医を任されている近くの企業や隣接する老人保健施設にも、ワクチン接種のため、こちらから出かけていきます。

インフルエンザの流行をできるだけ小さく抑えるには、一部の人がワクチンを打つだけでは効果が上がりません。**できるだけ多くの人が接種する必要があります。**しかし、世の中の人全員が打つのはなかなかむずかしい。

インフルエンザの場合、ワクチンを打ってもインフルエンザになることがあり、「効果がない」と思っている人が多いこともあるかもしれません。

実際、ワクチンを打ってもインフルエンザになることは珍しくありません。しかし、それはワクチンに効果がないということとは少し違います。**インフルエンザワクチンは10%の流行を5%くらいに抑える効果がある**ことが、多くの質の高い研究で示されています。

私が開業する東京・国分寺市の人口は約12万人です。わかりやすく10万人として、たとえば、市民の10%がインフルエンザになるような大きな流行を考えてみましょう。

全員にワクチンを打った場合、１万人の流行を５０００人に抑えることができます。つまり、ワクチンを打つことで５０００人がインフルエンザを避けることができるのです。**人口10万人の都市で５０００人のインフルエンザを予防できる、これはかなりの効果**ともいえます。

この数は10％の人がインフルエンザになるという大きな流行で、なおかつ、市民全員がインフルエンザワクチンを接種したときに、という仮定の話です。

実際にはそれほど大きな流行ではなく、また、人口の数十％がワクチンを打つにすぎませんから、人口10万人都市で数百人のインフルエンザが予防できるというレベルの効果しかないかもしれません。

地域全体でインフルエンザにかかる人を少しでも減らすためには、できるだけ多くの人がワクチンを受ける必要があります。**どうせやるなら、みんなで受ける。これはワクチンによる予防の鉄則**なのです。ワクチンを打っていない方はぜひ、接種してください。

ワクチンは社会貢献という視点

「私はワクチンを打ったことはないが、これまでインフルエンザにかかったことなんか一回もない」という人がいます。こういう人がワクチンを打って効果があるかどうかといえば、おそらく効果は小さいでしょう。

しかし、これまでインフルエンザになったことがないからといって、今回もかからないかどうかはわかりません。だから、ワクチンを打ってもいいかもしれません。

ただ、一度インフルエンザにかかるまではワクチンは打たないという判断も、それほど悪くない気もします。

ワクチンを打つか打たないかは、個人の問題だけではない面があります。

ワクチンを打つ目的は、まず「打った本人がその病気にならないため」ということが大きいでしょう。自分の病気を防ぎたいと考える人が増え、**大多数の人がワクチンを受けるようになると、**結果として病気の大きな流行がなくなります。つまり、**他の人が病気になるのまで防ぐことができます。**

もっともわかりやすい例が天然痘《てんねんとう》です。50代半ばの私が子どもの頃は、みんな天然痘ワクチンを打ちました。でも、いまはだれも打ちません。

これまで多くの人がワクチンを打ちつづけたことで病気の流行がなくなり、ついには世界から天然痘ウイルスが撲滅《ぼくめつ》されたからです。**いまの子どもたちがワクチンを打たないですむのは、これまでにワクチンを受けてきた人たちのおかげ**なのです。

世の中の大多数の人がワクチンを打つようになると、少数のワクチンを打たない人たちが病気になる危険も小さくなります。**ワクチンを打たない人の健康は、ワクチンを打つ多くの人たちによって支えられている**ともいえます。

ワクチンは社会参加のひとつの方法です。自分がワクチンを打つことにより他の人の病気のリスクも下げています。ワクチンには副作用の危険がありますが、そのマイナス面も受け入れて多くの人がワクチンを受けつづけることで、だれもワクチンを打たなくてすむ世界が実現できます。

インフルエンザの場合、ウイルスが頻繁《ひんぱん》に変異するのでワクチンを打たなくてよくなる可能性はきわめて小さいのですが、それでも多くの人がワクチンを打つことで、打たない人の危険を減らしている面がないわけではありません。

みなさんもワクチンを打って、社会貢献してみてはどうでしょうか。もちろん、「ワクチンでなくて別のことでいくらだって社会貢献はできる」との考えもありますが、ワクチンによる社会貢献も案外いいものですよ。

ワクチンを打った人に支えられている健康

インフルエンザワクチンは、ワクチンのなかでもっとも手間やコストがかかるもののひとつです。しかも、予防効果は感染率を半分にするくらいしかありませんし、毎年打たなければなりません。

一方、定期接種などで乳幼児におこなわれているワクチンは、インフルエンザワクチンよりはるかに大きな効果をもつものがほとんどです。毎年打つ必要もなく、数回の接種で長期間の効果が得られます。

決定的な効果をもつワクチンとして、天然痘ワクチンについて紹介しましょう。

天然痘といってもどんな病気かわからないかもしれません。最後の患者の報告が日本で１９５５（昭和30）年、世界でも１９７７年ですから、私のような50代の医師でも天然痘患者を見たことがある人はいないでしょう。

天然痘ワクチンによる予防接種は「種痘《しゅとう》」と呼ばれます。種痘の普及とともに天然痘が激減し、１９８０年にＷＨＯ（世界保健機関）は天然痘撲滅を宣言しました。現在、種痘はその役割を終え、接種を継続している国はありません。日本も１９７６（昭和51）年に接種を中止しました。

１９６１（昭和36）年生まれの私の右腕には、種痘の瘢痕《はんこん》が残っています。**私もほんの微力ながら、種痘接種者のひとりとして天然痘の撲滅にかかわりました。**これはちょっと、本当にちょっとですが、誇らしいことでもあります。

天然痘撲滅のかげに、**種痘の副作用の問題**があるのを忘れてはいけません。もっとも重い副作用は脳炎による死亡ですが、日本でも１９５１（昭和26）年から１９６５（昭和40）年の15年間で１００例の死亡が報告されています。大部分は幼い子どもで、約70％が１歳未満です。**日本で天然痘が撲滅されたのは、ワクチン接種後に脳炎で死亡した人たちのおかげ**ともいえます。

こうした数字を見て、「やはりワクチンは怖い」と思うかもしれません。しかし、怖いと考えて多くの人がワクチン接種に参加しなければ、天然痘は撲滅されなかったでしょう。天然痘がまだ撲滅されていない時期に生きた人のなかには、種痘を接種することなく過ごした人も少数います。この少数の人の健康は、副作用を恐れずに種痘を接種した多くの人に支えられていたことは、けっして忘れてはいけないことだと思います。私が自分の種痘の痕《あと》をほんのちょっと誇りに感じるのは、そういうことなのです。

くり返します。**副作用を恐れてワクチンを打たない人の健康は、副作用を恐れずにワクチンを打った人によって支えられている面がある**のです。このことはワクチンを語る場合にもっとも強調すべきことのひとつかもしれません。

ポリオの生ワクチンと不活化ワクチン

ポリオのワクチンについてのお話です。ポリオは小児麻痺《まひ》の原因になるウイルスですが、天然痘と同様に世界の多くの地域では撲滅に近い状況にあり、日本でも1980（昭和55）年を最後に自然感染によるポリオ患者の報告はありません。私自身もポリオの患者さんを実際に見たことはありません。

日本におけるポリオ撲滅には、ウイルスそのものを含む生《なま》ワクチンが大きな効果を発揮しました。

1960（昭和35）年、北海道の夕張《ゆうばり》で数千人規模のポリオの流行が発生したのですが、この流行は生ポリオワクチンの導入によってすみやかに終息しました。その後、日本におけるポリオの流行はありません。これは生ワクチンの大きな功績です。

しかし一方で、新たな問題が起こりました。自然感染によるポリオ患者がいなくなった反面、**生ワクチンの投与を受けた患者のなかから少数のポリオ患者が発生していた**のです。

生ワクチンとは毒性を弱めた生きた細菌・ウイルスを含むワクチンのことです。ウイルスそのものを含むため、弱毒化したとはいえ、ポリオの感染を起こす危険があります。生ワクチン接種によると思われるポリオ患者の発生は、日本においても認められていました。生ワクチン由来のポリオを防ぐためには、ウイルスそのものを含まない不《ふ》活化《かつか》ポリオワクチンに切り替えることで対応できます。ポリオの流行がなくなった国においては、生ワクチンによるポリオの発生を防ぐため、**生ワクチンから不活化ワクチンへと切り替え**がおこなわれました。

しかし、日本はこの動きに追随することができず、延々、生ワクチンが使いつづけられました。自然感染を撲滅したにもかかわらず、ワクチン接種によるポリオ感染を出しつづけていたのです。

ポリオ流行がなくなった多くの国では１９９０年代に切り替えを終えていたのに対し、**日本ではそれに遅れること20年、２０１２年9月になってようやく切り替えがおこなわれました。**

切り替えの実現には、ワクチンによってポリオを発症した患者団体の活動や、国の決定を待たずに個人輸入で不活化ポリオワクチンを導入した多くの医師の働きがありました。

私自身も開業直後、個人輸入によって不活化ポリオワクチンを導入し、この役割の一部を果たすことができました。こうした圧力がなければ、日本はさらに生ワクチンをつづけていたかもしれません。

このポリオの生ワクチンから不活化ワクチンへの切り替えの大幅な遅れは、日本のワクチン行政の後進性を象徴するものとしても記憶にとどめておくべきだと思っています。

子宮頸がんワクチンをめぐる袋小路

ヒト乳頭腫《にゅうとうしゅ》ウイルス（ヒトパピローマウイルス。ＨＰＶ）ワクチンは、一般的には子宮《しきゅう》頸《けい》がんワクチンと呼ばれています。子宮頸がんの原因となるＨＰＶの感染を予防することにより、子宮頸がんを予防しようというワクチンです。

HPVワクチンは2013年4月、公費による定期接種がはじまりましたが、6月半ばに厚生労働省は定期接種としての位置づけを変えないまま、**「積極的な接種を勧奨しない」というわかりにくい勧告を発表**しています。

背景には副作用の問題があります。もっとも大きな副作用とされるのが、全身の痛みを生じる複合性局所疼痛《とうつう》症候群です。テレビなどでも大きく取り上げられたので覚えている人もいるでしょう。

テレビで取り上げられるのはだいたい、その最重症例と思われるような患者さんで、痛みのために学校も通えないし日常生活がまともに送れないという状況です。まったく健康な人が受けるワクチンの副作用としては見過ごすことができないレベルのものでしょう。

多くのテレビ番組はすでにこの症候群の原因がワクチンだと確定したような取り上げ方でしたが、必ずしもそういうわけではありません。ただ、この時点では関係がないともいえないので、まずは副作用であると考えて対処したほうが現実的という状況でした。

ワクチンの効果についても、ＨＰＶの感染を減らすことや前がん病変を減らすことは明確に示されていますが、子宮頸がんを減らすかどうかの明確なデータはまだありません。つまり、ワクチンの効果にやや不明確な面があり、重大な副作用の可能性が否定できないという状態です。

そこで厚労省が出した結論が「定期接種の指定は外さないが接種はすすめない」というねじれた勧告でした。

これで思い出すのは２００５年、日本脳炎ワクチンに重い副作用の疑いがあったとして接種の積極的勧奨を差し控えたことです。因果関係についてはいまだ明らかになっていませんが、２００９年度までつづけられた差し控えにより、日本脳炎患者が増えたことが示されています。

日本脳炎の一時的な増加と同様、ＨＰＶワクチンの積極的な勧奨中止がＨＰＶの感染率を再び増加させ、前がん病変を増加させるでしょう。しかし、それよりも副作用による害を重く見るというのが厚労省の判断です。

この判断は、薬の副作用についての取り扱いと比べれば異例です。効果がはっきりしないけれど副作用がある薬が山のように使われて放置されているのですから。**厚労省のやり方は明らかにダブルスタンダード**だと思います。

その後、**この副作用については、**ＨＰＶワクチン関連神経免疫異常症候群（ＨＡＮＳ《ハンス》）という病名でワクチンの副作用を主張する日本の医師グループが出現する一方、世界的には「接種後に起こる異常について、接種した人としていない人と有意な差が出なかった」とする報告が多数あります。２０１５年には、４００万人を対象とした大規模な研究でＨＰＶワクチン接種グループと非接種グループに神経系統の疾患の発症に差がないことが示され、**ＷＨＯでは「安全上の問題は確認されていない」としています。**

また、ＷＨＯは、「日本が報告する慢性疼痛の症例は他国では認められない。ワクチンを原因として疑う根拠に乏《とぼ》しい」として、「定期接種を積極的に勧奨すべきではない」とした日本の方針変換を疑問視しています。

さらに、子宮頸がんワクチン薬害防止を訴える市民団体などからの非難に屈《くっ》したかのように、日本だけがワクチン接種の勧告を中止していることに関して、「脆弱《ぜいじゃく》な根拠にもとづく政策決定は安全で有効なワクチン使用を妨《さまた》げ、結果として真の被害を招く」と厳しく非難しています。これまでの研究にもとづけば「ＨＰＶワクチンはすすめるべき」というのが現状の妥当《だとう》な結論だと思います。

ワクチン不信を世界中に広めた捏造論文

ワクチン不信を引き起こした、ワクチンにまつわる論文が捏造《ねつぞう》された話を紹介します。ワクチンについての捏造論文は１９９８年、医学雑誌『ランセット』に発表されました。この雑誌は、のちに論文捏造で問題になった高血圧薬「ディオバン」の論文が掲載されたのと同じ雑誌ですが、医学の世界では権威のある雑誌とみなされています。

発表された論文は「麻疹《ましん》、風疹《ふうしん》、おたふくの３種混合ワクチン（ＭＭＲワクチン）によって自閉症が引き起こされる」というものでした。12人の自閉症患者を調査したところ、8人がこの３種混合ワクチンを受けているという結果から導き出した結論でした。

この論文は世界に大きな影響を与えました。論文発表前、90％を超えていたイギリスのワクチン接種率が、発表後は60％にまで低下したと報告されています。

その後、**この論文は捏造であったことが明らかとなり、２０１０年には撤回されました。著者のウェイクフィールドは医師免許を剝奪《はくだつ》**されています。

この論文の結果がでたらめであることは別の研究でも明らかです。

2002年に医学雑誌『ニューイングランド・ジャーナル・オブ・メディシン』に掲載された論文で、ワクチン接種者44万人と非接種者9万人以上を比較したところ、自閉症の発症率はむしろワクチン接種者で低く、統計学的な差がないことが示されています。**数十万人規模で比較対照をもつ研究と、12人で比較対照をもたない研究のどちらが信用に足るか**は論じるまでもないでしょう。

そもそも、たった12人の自閉症のうち8人が3種混合ワクチンを接種したというだけで比較対照も示されていない論文が、なぜ権威のある医学雑誌に掲載されたのでしょうか。

当時のワクチン接種率が90%を超えていることを考えれば、ワクチンを受けている人の割合が低いくらいです。一見するだけで取るに足らない論文ということがわかります。

しかし、**この捏造論文はいまだにワクチン反対グループによってくり返し取り上げられ、一定の影響をもちつづけています。**

「ワクチンに含まれる水銀が自閉症を引き起こす」とのデマもこの論文からはじまっており、このデマを信じてワクチンに対して不安を抱く人がいるのはとても残念なことです。

「ワクチンで自閉症になる」という論文は、医師免許を剥奪された著者による捏造論文だということを、あらためて明確に指摘しておきたいと思います。

医学データ解析の落とし穴

『トランスレーショナル・ニューロディジェネレーション』という神経変性疾患《しっかん》の雑誌に、男児、とくにアフリカ系アメリカ人男児のＭＭＲワクチン接種者で、接種時期が遅いと自閉症が３・３６倍多いという結果が、２０１４年８月に発表されました。

アメリカ疾病《しっぺい》対策センター（ＣＤＣ）がオープンにしているデータを再解析《かいせき》した論文ですが、元のデータを１歳・２歳・３歳の接種時期別に、男児、アフリカ系アメリカ人に限って解析しています。「サブグループ解析」と呼ばれる手法で、解釈に注意が必要です。

たとえば、全体では効果がないという結果になった研究でも、男女別に分け、生まれ月ごとで検討し直したら、「８月生まれの男性では効果があった」という研究結果があったとします。

効果の有無は統計学的な有意差《ゆういさ》検定でなされますが、**統計学的検討には20回に1回は偶然に差が出てしまうようなあいまいな面があります。**性別と生まれ月で分ける２×12で24通りの統計学的な検討をすれば、下手《へた》な鉄砲も数撃ちゃ当たるということで、差が出ることがしばしば起こります。

8月生まれの男性で効果ありといっても、それを支える理屈《りくつ》はないわけですから、**真の効果ではなく偶然の結果にすぎない**と解釈したほうがいいわけです。

これをこの論文に当てはめてみましょう。

年齢ごとの3つの接種時期、2つの性別、人種に関しては白人、黒人、黄色人種の3種類とすると、3×2×3で18の統計学的検討がおこなわれることになり、先ほどの検討と同様、たまたま影響ありと判定される可能性は高くなります。

つまり、「アフリカ系アメリカ人の男児で接種時期が遅いと自閉症の危険が高い」は、「8月生まれの男性だけで効果がある」と同じ程度の信用度かもしれないのです。

こうした影響を考慮するためには、ひとつの論文結果にとらわれることなく、他の論文の結果も合わせて判断する必要があります。

すでにこの論文の元になったCDCのデータを含め、同様な論文を網羅《もうら》的に集めた解析結果が発表されています。これは「システマティックレビュー」「メタ分析」と呼ばれる方法ですが、**その結果ではMMRワクチンと自閉症に関連は認められていません。**

先のウェイクフィールドの捏造論文もそうですが、センセーショナルに取り上げられた論文情報で、しかも、ひとつしかないものには要注意です。

反ワクチンという〝信仰〟

前項で解説した「アフリカ系アメリカ人男児のＭＭＲワクチン接種者で、接種時期が遅いと自閉症が３・３６倍多い」という論文のその後です。

この論文は発表直後から、臨床試験参加者の一部のグループについてだけ分析する手法に問題ありと指摘する意見が多く、結果的に２ヵ月後の10月３日、論文自体が撤回されました。

撤回された理由は、次のとおりです。

（１）論文を発表した研究者が、反ワクチン団体と密接な関係にあったことを隠していた。
（２）統計学的に不適切な手法で、ＭＭＲ接種と自閉症発症に関連があるかのように見せかけていた。

１９９８年、ＭＭＲワクチンと自閉症に関係があるとする論文を捏造し、医師免許を剥奪されたウェイクフィールドの一件と、同じようなことがくり返されているのです。

その間、**ＭＭＲワクチンと自閉症との関連を否定する質の高い研究がいくら報告されても、ワクチンと自閉症の関連を信じて疑わない人の〝信仰〟を訂正することはできない**わけです。

〝信仰〟と書きましたが、**まさにこれは科学の力ではどうしようもない〝信仰〟としか言いようがないもの**です。多くの研究結果のなかから正しいものを科学的に吟味《ぎんみ》して選ぶのではなく、**自分の主張に合うものを正しいと信じて選んでいる**わけですから。

困るのは、本来なら専門家として意見すべき医者自身が科学的な思考ができず、素人《しろうと》同様な意見を正しいと喧伝《けんでん》することです。

これには医者自身の医療不信の問題もあります。彼らはこういいます。

「ワクチンメーカーはワクチンを売ることしか考えていない。そういう人たちこそ科学的なデータをゆがめてワクチンの効果を過大評価し、副作用を過小評価する発表ばかりしている。それに対し、ワクチンの副作用をしっかり報告する人こそ真実を報告している」

たしかに、この考えが妥当と思える面もあります。

しかし、ここで専門家たる医師がすべきことは、実際の研究論文を読み込み、それをわかりやすいかたちで説明することです。**「ワクチンは恐ろしい」などの前提にこだわっている人たちこそが事実をゆがめている、というのが私自身の見解です。**

ただ、私のこの見解もまた、信仰だと批判されるかもしれませんが……。

ワクチン定期化で激減した細菌性髄膜炎

細菌性髄膜炎《さいきんせいずいまくえん》は脳や脊髄《せきずい》を包む髄膜に細菌が侵入し、炎症を起こす病気です。小児がかかると、早期に診断し治療を開始しても十分な治療効果が得られず、いまだに死亡率５％、後遺症が30％です。

とくに乳児期、なかでも**6ヵ月未満で重症化することが多く、小さなお子さんをもつお母さんにとってもっとも怖い病気のひとつ**です。

ワクチン導入以前の２００９～２０１０年のデータでは、細菌性髄膜炎の原因となる細菌の53％がインフルエンザ菌b型（ヒブ＝原因菌であるHaemophilus Influenza type Bの頭文字をとった略称）、24％が肺炎球菌《はいえんきゅうきん》とされます。ちなみに、ヒブはインフルエンザといっても、冬に流行するインフルエンザウイルスではありません。

これらの感染を予防するものとして、ヒブワクチン、肺炎球菌ワクチンがあります。

海外ではヒブワクチンは20年以上前、肺炎球菌ワクチンは10年以上前からそれぞれ公的な予防接種として導入されています。海外での早期の導入に対し、日本では導入が遅れ、

大きな問題となっていました。

ポリオの生ワクチンが不活化ワクチンになかなか切り替えられなかったのと同様に、行政の対応の遅れに対し、いらだちや怒りを覚えた臨床医も多かったと思います。

2ワクチンの定期接種化はポリオワクチンのときと同様に、髄膜炎で子どもを亡くしたり、重い後遺症に苦しんだりしている患者さんの家族や小児科医の活動が大きな役割を果たしたと思います。

ヒブと肺炎球菌の2ワクチンは2011（平成23）年度の補正予算で接種費用の助成が決まった後、2013年4月にようやく国の定期接種として導入されました。すでにその効果が表れています。

ワクチン導入前のデータと比較すると、**ヒブによる髄膜炎は9割、菌血症《きんけつ》をともなう非髄膜炎は8割とそれぞれ大幅に減少**しています。

肺炎球菌にはさまざまなタイプの菌があり、ワクチンは全部をカバーしているわけではないため、ヒブほどの減少を示していません。それでもワクチンがカバーするタイプの肺炎球菌の割合は大幅に減少しています。

2013年11月から、それまでの7種類から13種類の菌をカバーするワクチンに変更され、海外のデータではさらに効果が示されています。

細菌性髄膜炎で重症化するのは乳児期早期に多く、出産後の早い時期でのワクチン接種が重要です。２ワクチンとも生後２ヵ月以上７ヵ月未満の乳児に３回接種することが推奨されています。

おたふくかぜ、ロタウイルスも定期接種化を

日本はワクチンに関して、遅れている国といっていいでしょう。不活化ポリオや小児用肺炎球菌、インフルエンザ菌b型（ヒブ）などのワクチンが海外に比べ、かなり遅れて導入されたことはすでに述べました。

２０１４年10月から、水痘《すいとう》（水ぼうそう、１歳から2回接種）と成人肺炎球菌の２ワクチンが、２０１６年10月からＢ型肝炎《かんえん》（2ヵ月から3回接種）が、ようやく定期接種となりました。

水痘は一度かかると治ってもウイルスが体に残り、成人した後に疲れたり体調を崩したりしたとき、帯状疱疹《たいじょうほうしん》というかたちで再発します。定期接種となることで子どもの水痘感染を減らすとともに、成人以降の帯状疱疹の予防も期待されています。

Ｂ型肝炎は、いまだに毎年1万人近い患者が発生する病気で、けっして珍しいものでは

ありません。1％くらいは劇症肝炎といって、肝臓移植をしないと助からないような致死的な状態になります。乳児期に感染すると慢性《まんせい》化し、将来の肝臓がんの原因となります。やはり、感染する前の乳児期早期に予防接種をおこなうことが大切です。

一方、**他の先進国ですでにほとんどの子どもにおこなわれているのに、日本でおこなわれていないものがまだある**のです。**おたふくかぜ（ムンプス）やロタウイルスなどのワクチンの定期化**です。

おたふくかぜは、ウイルス性髄膜炎の原因として重要ですし、膵《すい》炎、卵巣《らんそう》炎、睾丸《こうがん》炎を起こすこともあります。さらに、小児の難聴の原因の数十％を占めるという報告もあります。単にほっぺがはれて自然と治る病気ではないのです。

ロタウイルス感染症は「冬季白色下痢症」ともいわれ、冬場に乳幼児に流行する病気ですが、激しい下痢と嘔吐《おうと》のため、重症化する割合が高く、15人に1人が入院、40人に1人が重症化して集中的な治療が必要になるという報告もあります。

乳児期の入院の原因としてもっとも頻度《ひんど》が高い病気のひとつです。重症化は乳児期早期に多く、2ヵ月からの接種が任意ですすめられています。

近年の論文で、ロタワクチン接種後に腸《ちょう》が腸の中に入ってしまって腸閉塞《へいそく》を起こす腸重積《じゅうせき》症という病気の危険が高まることが示されました。

問題がないわけではありませんが、その頻度は低く、逆にロタウイルス感染症がきわめてありふれた病気であることを考えると、ワクチンの効果は害をはるかに上回るといえます。

いずれの病気も予防がきわめて重要で、かつワクチンにより、それが可能な病気なのです。一刻も早い定期接種化を望んでいます。

妊娠中、または出産したばかりの人はお子さんの２ヵ月の月誕生日が来たら、できるだけ早めにヒブ、肺炎球菌、Ｂ型肝炎、ロタウイルスの４つのワクチン接種をおすすめします。

大人の百日咳対策に追加ワクチン

せきは外来を訪れる患者さんで一、二を争う頻度の高い症状です。**大人で６週間つづくような慢性のせきは、10％程度が百日咳《ひゃくにちぜき》**だといわれています。

百日咳は乳幼児では死につながる恐ろしい病気ですが、４種混合ワクチンとしてジフテリア、破傷風《はしょうふう》、ポリオとともに７歳までに４回の予防接種が定期化されており、十分な予防効果を上げています。

ただ、その効果が成人するまで持続せず、大人の百日咳と、それによる長引くせきが問題となっています。さらに、その**大人の百日咳が、予防接種をまだ受けていない、または受けている途中の乳児に対しての感染源**となり、これも大きな問題です。

ジフテリアと破傷風については、成人後も免疫《めんえき》を持続させるため、11〜12歳で2種混合ワクチンを定期接種としてすることになっています。しかし、**百日咳ワクチンには追加の接種がありません。**

追加接種も乳幼児期と同じように、百日咳ワクチンを含んだ3種混合ワクチンでおこなえばいいと思われるかもしれません。

じつは、乳幼児用の3種混合ワクチンはジフテリアワクチンの量が多く、大人が接種すると、注射した部位がひどくはれる可能性が高く、定期接種となっていません。**諸外国ではジフテリアワクチンの量を減らした大人用の3種混合ワクチンが普及していますが、日本ではまだ導入されていません。**

大人の百日咳と、そこから感染する乳児の百日咳をさらに減らすために、**大人用の追加ワクチンの定期接種導入が早い時期におこなわれることを期待します。**

一方で、大人の百日咳が流行するのは、乳幼児に百日咳ワクチンが普及したこととも関係しています。ワクチンが普及していなかったころは、乳幼児のあいだで百日咳がつねに流行していたため、その後も百日咳菌にさらされていました。そのつど免疫機能が活性化され、大人になった後も免疫が長つづきしたのです。

しかし、ワクチンが普及し、百日咳の流行がなくなると、免疫機能が維持されず、大人のあいだで百日咳が流行してしまうわけです。

このように、**ワクチンの普及と病気の流行にはいたちごっこの面があります。**11～12歳の百日咳ワクチンが普及すれば、さらに免疫機能の維持がむずかしくなり、今度は20歳や30歳で追加接種が必要となるかもしれません。なかなかむずかしいですね。

大人にもキャッチアップ接種が必要

２０１３年は風疹《ふうしん》が大流行しました。その翌年の前半期には麻疹《ましん》（はしか）も流行しました。どちらもワクチンで防ぐことができる病気です。

現在、麻疹風疹混合（ＭＲ）ワクチンは1歳時と小学校入学前の２回接種で定期化され、無料でおこなわれています。定期化されているにもかかわらず流行が起きてしまうのは、どういうことでしょうか。

ひとつには、定期化されていてもＭＲワクチンを受けない人がいることです。接種率がもっと上がれば、流行の危険はさらに小さくなります。

もし、1歳を過ぎて受けていないお子さんがいたら、すぐにでも接種をおすすめします。

以前にも書いたように、「麻疹風疹のワクチンで自閉症になる」なんてのはまったくのデマですから、心配する必要はありません。

もちろん、ワクチンの副作用はゼロではありませんから、「ワクチンの副作用でひどい目に遭《あ》うくらいなら自然に感染したほうがまし」という考えもわかります。

しかし、**麻疹はかかって治るというような簡単な病気ではありません。**重症化して入院になることも多く、麻疹患者が入院すると、病棟自体が閉鎖されるというような事態も起こります。

さらに、いったん治ったとしても、その数年後に脳炎を起こして重大な後遺症を残したり、死亡したりするという大きな合併症もあります。

風疹も、妊婦が感染すると風疹胎児《たいじ》症候群と呼ばれる奇形を生じることがあり、大きな問題です。2013年の風疹の流行は、そうした患者さんをかなり生み出してしまいました。

流行がなくならないもうひとつの理由は、予防接種が定期化される前の世代の人たちの多くがワクチンを受けず、大人になってしまっていることです。

ワクチンは新しく生まれてくる人たちに接種するだけでは不十分で、**これまでワクチンを打たずに大人になってしまった人にも接種を勧める必要があります。**これをワクチンの「キャッチアップ」といいます。

日本では、このキャッチアップのワクチン接種がほとんど進められていません。そのため、大人の感染が流行を生み出し、それがワクチン未接種の子どもや接種前の子どもへと流行を広げてしまうのです。

できるだけ多くの人がワクチン接種をすることで流行を防げます。**子どもはまず定期接種を、お父さん、お母さんも接種歴が不明なら、ぜひ一緒にワクチン接種を受けましょう。**

厚生労働省には対象を限定するのではなく、大人も公費で接種ができるようキャッチアップの予防接種を同時に勧めることを強く希望します。

ノロウイルスワクチンはまだ研究段階

ウイルス性胃腸炎の原因として有名になったノロウイルスですが、毎年、大きな流行がくり返されています。嘔吐や下痢で受診する患者さんに「ノロではないでしょうか」と聞かれることも少なくありません。

感染力が強いノロウイルスですが、ワクチンによる予防はいまだ研究段階です。今回はノロウイルスの、ちょっと驚くような研究を紹介しましょう。

この研究は2011年、『ニューイングランド・ジャーナル・オブ・メディシン』という臨床研究のトップジャーナルに掲載されました。健康な成人98人にノロウイルスワクチンかプラセボ（偽薬《ぎやく》）のどちらかを2回経口接種（口から飲む接種）してもらった後、ノロウイルスを飲んでもらい、どれぐらい感染を防げるかという研究です。これは、まさに人体実験です。

驚かれるかもしれませんが、治療効果を人で検討する臨床試験というのは、じつはすべて人体実験です。試験管内や人でない動物で得た実験の結果は、効果が期待されるだけで、人ではっきり効果があるとはいえないのです。

ネズミやサルではなく、人を対象とした実験で効果があるかを検討したものでないと実際の臨床で使ってはいけないというのが医療の前提です。つまり、**人体実験をおこなうことがもっとも倫理的な方法**だと考えられているわけです。

ただ、大部分の臨床試験は、すでに病気になっている人を対象におこなわれます。この研究のように**健康な人を病気にしてまで研究するというのは、かなりまれ**です。

背景には、ノロウイルスによる胃腸炎が軽症で危険な病気ではないという前提があります。治らない可能性があるような病気でこのような実験は許されません。

さらに、ノロウイルス感染症になる危険について十分な説明を受けたうえで参加に同意した人たちだけが研究対象になっており、研究自体は第三者の審査によって認められ、倫理的におこなわれた人体実験です。

さて、その結果ですが、プラセボを飲んだグループでは70％が胃腸炎になったのに対し、ワクチンを飲んだグループでは37％に抑えられたというものでした。ワクチンの効果としてはちょっと微妙な感じです。インフルエンザワクチンの効果に近いというところでしょうか。麻疹風疹ワクチンの効果にははるかに及びません。

ノロウイルスには多くの型があり、実際に問題になるのは重症化しやすい乳幼児や高齢者です。そうした人たちに対する効果はこれからです。今後の研究に注目していきたいと思います。

ノロウイルスと血液型に関係はあるか？

ノロウイルスに関する面白い論文を見つけました。ノロウイルスの感染と血液型に関係があるというのです。

血液型というと、日本では性格診断をよく見かけますが、真偽《しんぎ》のほどはどうでしょう。私が知る限りでは、性格に血液型が関係するという質の高い研究はないように思います。今回の論文も似たようなレベルかもしれません。

血液型とノロウイルスの関連を示した論文がどんなものか、ちょっと紹介しましょう。前項のノロウイルスワクチンの論文と同様に、今回の論文も51人の成人に実験的にノロウイルスを飲ませて、胃腸炎が起きるかどうかを検討しています。

参加者の血液型は26人がO、18人がA、5人がB、2人がABで、アメリカ人の血液型分布とほぼ一致すると書かれています。

血液型ごとにどれぐらい胃腸炎が起きているかですが、Oが65%、Aが67%だったのに対し、BとABは0%でした。

かなりインパクトのある結果です。ちょっと差があるというレベルではありません。BとABはウイルスを飲んでも1人も胃腸炎になっていないというのですから、かなり確かな情報かもしれません。

しかし、ここで勉強をやめずに他の論文を探してみると、**血液型とノロウイルスにはまったく関係がないという論文も**あります。こちらは実験ではなく、軍隊で実際のノロウイルスの流行時におこなわれた研究です。

これはどういうことでしょうか。ノロウイルスには複数の遺伝子グループがあり、それぞれがさらに細かい遺伝子タイプで分類されています。どうも、その遺伝子のバリエーションによって、血液型との関係が異なるかもしれないということのようです。

血液型と関係ないとした論文は遺伝子グループ２型で検討されており、それ以外の遺伝子グループでは関係があるのかもしれません。

こうした状況を大ざっぱにいうなら、まだよくわからないということです。**多くのことはまだ仮説の段階にとどまっていて、まだまださらなる研究が必要**なのです。

ひとりの研究者のひとつの論文で騒ぐのは科学的な態度とはいえません。そういうことをすると、しばしばツケが回ってきます。最初の論文を見て、「血液型がＢの人はノロにはなりません」なんてやると痛い目に遭うのです。

私自身も、今後とも心して医学情報に向き合っていきたいと思います。

第3章

医療情報のウソ・ホント

医療情報は4つに分けて読み解く

医療情報を吟味《ぎんみ》するときにまず重要なのは、**その情報がどういうふうに検討された結果なのか、**ということです。

血圧を例に考えてみましょう。「高血圧は怖い」という情報が浸透し、高血圧かどうかを気にする人はたくさんいますね。たとえば、これといった病気のない80歳ぐらいの方で、血圧が最近上がってきたことを心配している人もいるのではないでしょうか。

そんなとき、テレビで「○○茶が高血圧に効果あり」という情報を得たとします。さっそく「○○茶を買ってみようか」と思うかもしれませんが、買う前にこの情報についてちょっと考えてみましょう。

医療情報を読み解くには、以下の４つのパートに分けて考えるとすっきりします。

(1) どんな患者さんについて

(2) どんな治療をして

(3) どんな治療と比較して

(4) どんな結果で効果を判断するか

これをもとに先ほどの情報を整理すると、こうなります。

(1) 80歳を超える高齢の高血圧患者が
(2) ○○茶を飲んで
(3) 飲まないときに比べて
(4) どれほど血圧が下がるだろうか

こうすると、何が問題になっているか、かなりはっきりします。

「○○茶が高血圧に効果あり」という漠然《ばくぜん》とした表現から、「80歳の高血圧の人で○○茶を飲んで、飲まない人と比べ、どれほど血圧が下がるか」という明確な判断基準が示され、ここで扱っている問題が明らかになります。

この問いに対してテレビ番組では、「○○茶を2ヵ月間飲みつづけたところ、飲まない人に比べて、上の血圧が平均5㎜Hg、下の血圧が平均3㎜Hg下がった」といっています。なかなかしっかりしたテレビ番組です。

この話を一般化すると以下のようになります。

「○○が△△に効果あり」という情報に接したとき、まず吟味するのは「ちゃんと比較対照と比べているか」ということ

一般的に、血圧はくり返し測定すると下がる傾向にあります。下がった血圧が○○茶によるものであるかどうかは、○○茶を飲まない人と比べなければわかりません。

比較するグループを示さずに効果ありというような情報には、これからは必ずツッコミを入れましょう。

治療する目的はどこにあるか?

ひきつづき、血圧の気になる80歳の方が○○茶を飲んだほうがいいのかどうかを説明しましょう。

まずは、「どんな患者さんについて、どんな治療をして、どんな治療と比較して、どんな結果で効果を判断するか」という4つを明らかにした問題を○○茶を例に示します。

（１）80歳以上の高血圧の人が
（２）○○茶を２ヵ月間飲みつづけた場合
（３）飲まない人に比べて
（４）上の血圧が平均５㎜Hg、下の血圧が平均３㎜Hg下がった

飲まない人と比べても血圧が下がるのだから、これは「○○茶を飲んだほうがいい」ということでしょうか。

しかし、そう簡単にはいかないのです。**高血圧を治療する目的は「血圧を下げること」と思っている人が多いかもしれませんが、そうではありません。**

血圧の研究が大きく進んだのは第二次世界大戦末期、当時のアメリカ大統領ルーズベルトが脳出血で突然亡くなった事件がきっかけのひとつ、という説があります。当時のルーズベルトの上の血圧は３００以上あったらしいのですが、高血圧のせいで脳出血になり、命を落とすことになってしまった。

高血圧の治療さえできれば、アメリカはルーズベルトを失わなくてすんだかもしれない――そこで、血圧を下げれば脳出血を予防できるのではないかと考えた研究者たちが研究

を進め、血圧を下げることで脳出血だけでなく、脳梗塞《こうそく》や心筋梗塞、心不全《しんふぜん》などを予防できることを明らかにしたのです。

ルーズベルトの血圧が高いだけであれば、何の問題もありません。それが脳出血につながったから問題なのです。

高血圧を治療するのは、血圧を下げること自体が目的ではなくて、その先にある脳出血や脳梗塞、心筋梗塞などの病気を予防するためにあります。

今回の問題も次のように考えないといけません。

（1）80歳以上の高血圧の人が
（2）○○茶を2ヵ月間飲みつづけた場合
（3）飲まない人に比べて
（4）脳卒中や心筋梗塞などが予防できるのか

○○茶の情報のなかには、脳卒中や心筋梗塞を減らすところまで明らかにしたものはありません。そこまで明らかにできれば、薬として採用できます。

だから「**○○茶が血圧を下げても、脳卒中を予防する効果があるかどうかはわからな**

い」と考える必要があるのです。

健康食品にも副作用がある

「○○茶で脳卒中が予防できるかどうかわからなくても、少しでも血圧を下げるのであれば、脳卒中が減るかもしれないので飲んでみたい」という人がいるかもしれません。

もちろん、そういう可能性はあります。しかし、もうひとつの可能性も考える必要があります。

○○茶は食品ですが、血圧を下げるという作用がある以上、薬と同じように副作用の危険を考慮する必要があります。**血圧を下げるだけで脳卒中は予防できず、予防できないどころか副作用だけが残る、**という可能性もあるのです。

なにも理屈だけでいっているのではなく、健康によいといわれていた食品の実際の効果を調べたら、とんでもない結果だったことが過去にあったからです。

いまから20年ほど前、「ベータカロテン」という抗酸化ビタミンが、がんを予防するかもしれない、ともてはやされたことがあります。ビタミンであれば副作用もないし、ちょっとでも予防の可能性があるなら飲んでみようという人がたくさんいました。

多くの人がこうした希望をもったのは、試験管の中での実験で、ベータカロテンが、がん細胞の増殖《ぞうしょく》を抑えたという報告があったためです。

しかし、**試験管でがん細胞の増殖を抑えたからといって、人間でがんが予防できるかどうかはわかりません。**

そこで、がんの危険が高い喫煙者をA、Bのふたつのグループに分け、Aにはベータカロテンを、Bにはプラセボ（偽薬）を飲んでもらい、肺がんが予防できるかどうかを調べる大規模な研究がおこなわれました。

その結果は驚くべきもので、ベータカロテンを飲んだAグループでは、肺がんの死亡率が減るどころか増えていたのです。

もう一度、○○茶に戻りましょう。

○○茶に含まれる△□という物質が血管を広げて血圧を下げることが確かめられていたとしても、何か別の大きな副作用があって、かえって○○茶を飲んでいた人が早死にした、という可能性は残るのです。

結論は明確です。**血圧を下げるだけで、脳卒中を予防することがはっきりしていない○○茶は、飲まないほうがいい。**

なぜなら、高血圧については、副作用が少なく脳卒中を予防することが確かめられている多くの薬があるからです。

同じ結果でも受け取り方は異なる

〇〇茶のようなものはコンビニエンスストアなどでも手に入り、手軽でよさそうな気がします。しかし、わかっている効果はせいぜい血圧が下がるということで、脳卒中などを予防できるかどうかはわかっていません。

それに対し、高血圧の薬は血圧を下げるというだけでなく、その先の脳卒中や心筋梗塞などの合併症を予防することがわかっています。それがどんな研究によって示されているかをみてみましょう。

80歳以上の高血圧患者に対して、高血圧の薬を飲むグループと飲まないグループで比較して、脳卒中がどれほど予防できるかを検討した研究論文は２００８年、初めて報告されました。つまり、**80歳以上の高血圧に対して血圧の薬を飲んでどのような効果があるのかは、つい最近わかったばかり**なのです。

この研究は「ランダム化比較試験」と呼ばれ、被験者を、治療をおこなうグループとしないグループに無作為に割りつけ、評価をおこなうやり方で、薬の効果を検討するうえでもっともすぐれた方法とされています。

ランダムというのは「でたらめに何の規則性もなく」ということです。

実際にはコンピュータででたらめな数字を発生させ、その数字によって薬を飲んでもらうグループか、飲まないグループかを決めるのです。ふたつのグループの違いは、薬を飲むか飲まないかだけということになり、結果の違いは薬の効果であるといえるわけです。

さて、この研究では、血圧が平均で上が１７３㎜Hg、下が90・８㎜Hgの80歳以上の高齢者が対象です。これから少し、この研究（仮に研究Aとします）の数字をめぐって、いろいろと考えてみましょう。

血圧を下げる薬を飲んだグループは飲まないグループに対して、上の血圧が15、下が６・１とそれぞれ低下し、**脳卒中が年率で１・７７％から１・２４％まで少なくなる**という結果でした。

このふたつの数字を見て、みなさんはどう感じられるでしょうか。血圧の薬に大きな効果があると感じられる人は少ないかもしれません。

しかし、この数字は年率ですから、毎年この率で脳卒中になると仮定すれば、90歳となった**10年後では、17・７％から12・４％まで脳卒中が少なくなる**ということです。こうして見ると効果があるように思えます。

ただ、逆に10年もたてば、脳卒中でなくてもがんなど別の何かで大部分の人は死んでいるのだから関係ない、と思われる人も多いでしょう。

同じ結果を見ても、どう思うかはそれぞれ違います。効果をはっきりと示した研究といっても、受け手によって解釈はいろいろなのです。

結果をさまざまな角度で見る

「80歳以上の高血圧の人に血圧の薬を飲んでもらうと、脳卒中が年率１・７７％から１・２４％まで少なくなる」

これが現時点でもっとも信頼できる研究Ａによって示された結果です。今回はこのふたつの数字を、また別の角度から眺《なが》めてみたいと思います。

研究Ａの対象となった人たちは、上の血圧が平均１７３㎜Hgの人たちです。「１７０を超える高血圧」と聞いて、びっくりする方は多いのではないでしょうか。

しかし、研究Ａが示すのは、１７０を超える人で半分の人たちが薬を飲まないとしても、１年後に脳卒中になっているのは２％に満たないということでもあります。この数字から読み取れるのは、**血圧が１７０くらいだからといって、そう簡単に脳卒中になるわけでは**

ないということです。

もちろん、薬を飲まないグループといっても塩分を減らしたり、患者が希望する場合には薬を使ったりしています。研究が終わる時点で150台まで下がっており、170のままというのとは違います。

それでも、たまたま測った血圧が170だからといって、すぐに心配する必要はない、ということは明らかです。

そこで、今度は研究Aを、脳卒中を起こしていない率で見ましょう。

高血圧の薬を飲むグループでは1年後に98・76%、飲まないグループでも98・23%は脳卒中を起こしていません。このふたつの数字はほとんど同じですよね。

もし、研究Aの結果が脳卒中にならない人の数字だけで示されていたら、ほとんどの人は血圧の薬には効果がないと思うでしょう。

しかし、研究Aは、「血圧の薬には効果があることを示した研究」なのです。研究Aで効果ありとされるのは、脳卒中を起こさない率でなく、起こした率で比べたからだという見方も可能です。「そんな示し方で効果があるように見せかけているだけにすぎない」という指摘も、あながち間違ってはいないような気がします。

もちろん、私自身も脳卒中を起こさない率で見るほうが唯一《ゆいいつ》の正しい示し方だとは思いません。ただ、そういう見方もできるということは重要だと思います。

脳卒中を起こした率で比べてみると効果があるが、起こさない率で見ると効果がない。──一見、矛盾する言い方も、物事には両面があるという真実をあらわしているのではないでしょうか。

グラフ化されたときの落とし穴

血圧の薬で脳卒中の危険を年率１・７７％から１・２４％まで少なくするという研究Ａの結果を、さらに別の角度から眺めてみたいと思います。

この研究では参加者を平均１・８年間、最長6年半にわたって、脳卒中がどれくらい起きるかを追跡しているのですが、その時間軸に沿った効果がわかるように研究結果をグラフで見てみましょう（次ページの図1参照）。

これまでの数字だけの情報とは、かなり異なった印象を受けるのではないでしょうか。数字だけの情報と比べ、**図示すると、薬を飲むグループと飲まないグループで大きな差があるように感じる人が多い**と思います。

そこで、グラフから受ける印象を、今度はコトバに置き換えてみます。

図1　80歳以上の高血圧患者の治療効果

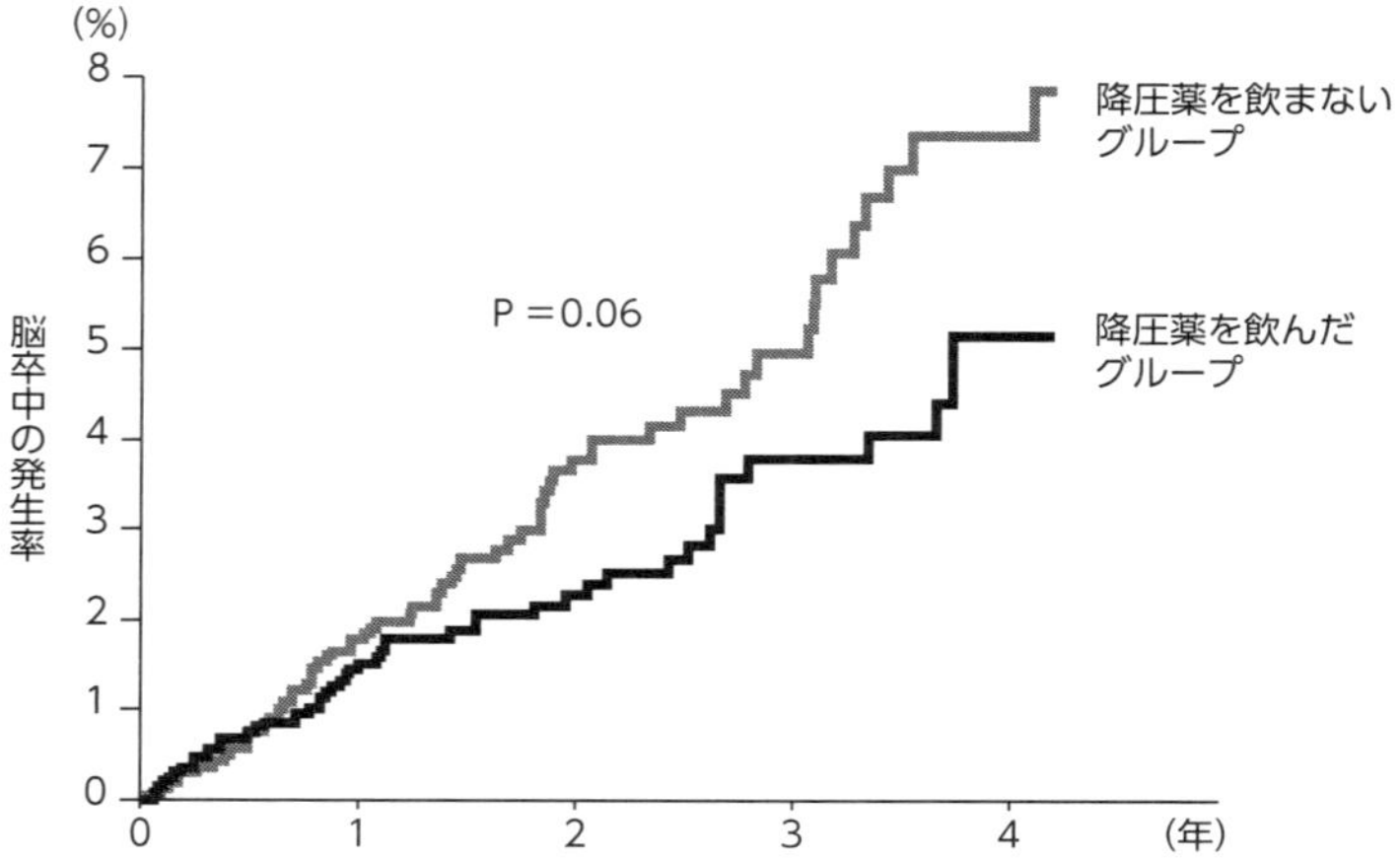

出典：N Engl J Med. 2008; 358: 1887-98.

図2　図1の縦軸の目盛りの上を100％に変えたグラフ

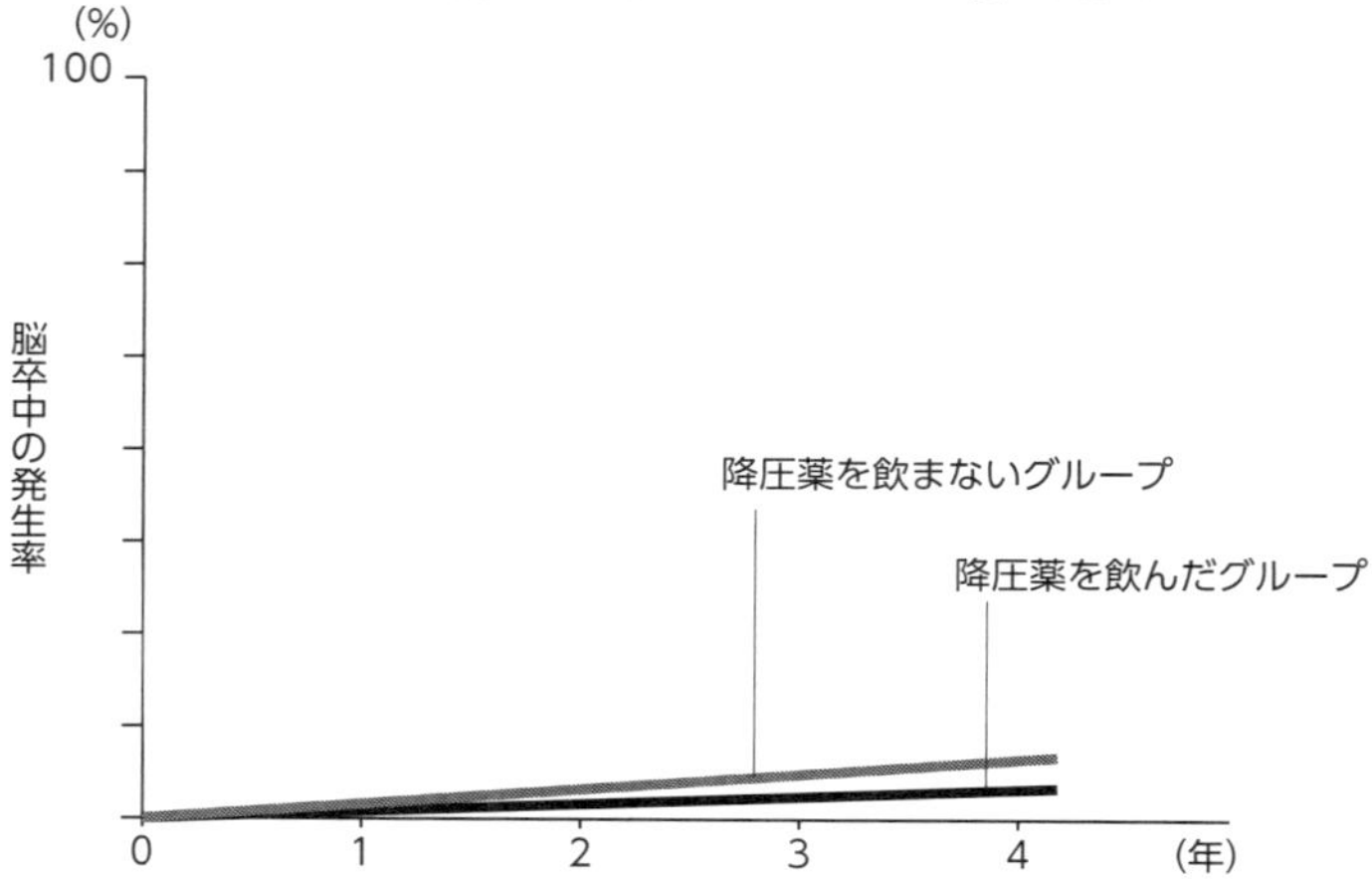

治療後1年ではふたつのグループに大きな差はありません。1年半を過ぎる頃からふたつのグラフ線がはっきりと離れはじめ、４年間で見ると約７％の脳卒中が５％まで少なくなるという結果です。

しかし、こう説明すると、また微妙な治療効果ですね。７％も５％も同じじゃないか、という気もします。

それでは図1のグラフの縦軸を見てください。いちばん上が８％です。**治療効果が大きく見えるかどうかは、この縦軸の取り方に左右されます。**

この縦軸のいちばん上が１００％の目盛になっていたらどうでしょう。図２に示してみました。すると、治療をするグループとしないグループの２本の線は、グラフの下10分の1くらいの範囲でほとんど重なって見えます。

図2を見ると、薬を飲むのも飲まないのも同じように見え、今度はだれも治療をしたいとは思わなくなると思います。

ひとつの研究結果も、見方によってまったく逆の結果に見えてきます。医療の情報にはこういう側面があることを、みなさんに知っていただきたいのです。

治療効果を割り算と引き算で比べる

80歳以上の高血圧の人に対して、血圧を下げる薬で脳卒中が少なくなることを示した研究Aについて、今回は、この血圧を下げる薬によって脳卒中が「どれほど」少なくなっているかを、これまでとはまた違った視点で考えてみたいと思います。

この研究では、4年間で7％の脳卒中が5％まで少なくなるという結果でした。これは、脳卒中がいったい「どれほど」少なくなっているということでしょうか。

7％と5％というふたつの数字から、脳卒中がどれほど少なくなっているのか、ふたつの方法で検討してみましょう。

まず、このふたつの数字を単純に引き算してみましょう。「7％－5％」で2％少なくなるという結果です。脳卒中は血圧を下げる薬によって**「2％少なくなった」**というのが、この「どれほど」についてのひとつめの答えです。

4年間で2％少なくなったと聞いて、血圧を下げる治療をしたいと思うでしょうか。その程度の効果しかないなら治療はしたくないという感じでしょうか。

今度は割ってみましょう。「5％÷7％」は約0・7になります。これは、薬を飲まない場合の脳卒中の危険を1としたとき、治療をするとその危険が０・７になるということで、１００の脳卒中が70になるともいえます。

このとき、この減った分に注目すると、１００のうち30の脳卒中が減るということです。１００のうち30ですから、全体の30％が少なくなったということです。これがふたつめの「どれほど」に対する答えです。

「30％も少なくなる」のであれば、薬を飲んでみようと思う人も多いのではないでしょうか。

先ほどの「２％少なくなる」という結果に対して、今度は「30％少なくなる」というわけですから、**同じ数字から導き出した結果でありながら、このふたつの印象は大きく異なります。**

こうした印象の違いを利用して、研究結果の多くは「30％少なくなる」という表現を採用して発表しています。そうした情報に接したとき、**「この効果は、じつは引き算では２％の差にすぎないかもしれない」という視点をもつことが重要**です。

最後に、もうひとつ、別の数字で復習しておきましょう。

２％の脳卒中を１％まで少なくしたという結果は「50％も少なくなる」ともいえるし、「１％しか少なくならない」ともいえるのです。

薬を飲むかどうかは生活に即して考える

80歳以上の高血圧の人が、薬を飲んだほうがよいのか、飲まないほうがよいのか、あらためて考えてみましょう。もう一度、研究Aの結果をまとめておきます。

・血圧の薬を飲まないと4年間で7％が脳卒中になり、93％は脳卒中にならない
・血圧の薬を飲むと4年間で5％が脳卒中になり、95％が脳卒中にならない
・脳卒中を起こした数字で比べれば、薬を飲まないグループの7％に対し、薬を飲むグループで5％となる。これは引き算では2％、割り算では0・7⇒30％脳卒中が少ない
・脳卒中を起こしていない数字で比べると、どちらも90％以上で、ふたつのグループに大きな差はない

さて、みなさんはこの薬を飲みますか、それとも飲みませんか。私だったら飲まないかもしれません。

でも、私はまだ50代ですから、30年後には今とまったく違っていて、薬を飲んでいるか

もしれません。よくわからない、というのが正直なところです。

そんなふうに書くと、「どちらがよいのかはっきり決めてください」という意見があるかもしれません。おっしゃるとおりですね。

しかし、**「はっきり決めないほうがよい」というのが私の意見**です。

本書の目的は「医療情報を生活に生かす」です。**薬を飲むかどうかは、それぞれの生活に即して考えることが重要**です。

自分の生活をあまり知らない医者に委《ゆだ》ねると、「治療をしなくて脳卒中になったりしたら困るから薬を出しておこう」なんて、医者の都合に合わせられることになりやすい。

生活に生かすためには、医療情報だけでなく、自分自身の生活をよく振り返って、自身の日々の暮らし、治療に対する希望、将来の展望、価値観などの情報と照らし合わせることが必要です。そうした情報も医者に伝え、よく相談して決めるのがおすすめです。

80歳以上の高血圧を治療するかどうかは、はっきりとは決められない。脳卒中が少なくなるという**医療情報と、自分自身がどうであるかという情報を重ねて、医者とよく話し合って決めるのがいちばん**です。

少なくとも薬を飲む必要はないとか、飲まなければいけないと決めつけるような医者にはなりたくない。私自身はそう思っています。

妻を看取るために治療を決断した男性

ひとりの患者さんを紹介したいと思います。83歳の男性です。10年前から血圧が高めだといわれていましたが、放置していました。

最近、自宅で血圧を測ると、上の血圧が180㎜Hgを超えることも多く、低くても160㎜Hgくらいです。とくに症状はなく元気なのですが、血圧を下げる薬を飲んだほうがよいのでは、と相談に来られました。

これまで取り上げてきた研究Aの結果に当てはまる患者さんです。80歳以上でも血圧の薬で脳卒中を予防することができますとか、4～5年のうちではこのまま薬を飲まなくても90％くらいの人は脳卒中にならないんですよとか、さまざまなかたちで情報提供ができます。

でも、この患者さんにはそういう説明の前に確認しておかなければならないと思うことがありました。**10年も前から血圧が高いといわれていたのにどうして放っておいたのか、いまごろになって薬を飲もうと思ったのはどうしてか**、ということです。

私がそう聞くと、「私はべつにいつ死んでもいいんですよ。でも、妻が末期の子宮がんとわかって、私がしっかりしていないと妻が大変なんです」と患者さんが言うのです。

この患者さんはそれまで、妻に先立たれてひとり残されることがもっとも避けたいことだったのですが、妻が末期の子宮がんとわかって、自分が妻を看取《みと》らないといけないと覚悟を決めたのです。

血圧の治療が重要なのではなくて、妻の介護が重要でした。そこに高血圧の治療がいったいどのようにお役に立てるのか――。

奥さんが1年後も生きておられる可能性は低いでしょう。でも、それ以前に患者さんが脳卒中になってしまったら最悪です。その危険を少しでも下げることができれば、というところです。

私は「高血圧だからといって、10年間は大丈夫だったように、すぐに脳卒中になってしまうわけではありません。脳卒中になる確率は1年で1～2％にすぎないのです。ただ、薬を飲めば脳卒中の危険を何割かは少なくできますから、血圧の薬をはじめるのもひとつの方法です」と説明しました。

高血圧の治療は患者さんを支援するひとつの手段にすぎません。

この患者さんは高血圧の治療をはじめ、３ヵ月後には奥さんを看取られました。高血圧の治療が役に立ったかどうかわかりませんが、患者さんの日々の生活に対しては、医者として多少はお役に立てたのではないかと振り返っています。

薬を飲まないという選択もある

別の男性、85歳で、2年前に妻に先立たれてひとり暮らしです。ひとり暮らしの老人というためか、保健師さんがわざわざ訪ねてくれて、いろいろ話を聞いてくれます。ついでに血圧まで測ってくれるのですが、やはり血圧が高いらしい。「妻が亡くなって、血圧の薬はやめてしまった」と言うと、保健師さんに「もう一度医者にかかったほうがいい」と言われました。

毎月の生活はぎりぎりです。もし、「薬を飲みなさい」と言われたら、薬代をどうひねりだすか、ちょっと困っています。

医者は「血圧の薬を飲んで脳卒中が予防できる」と言うけれど、彼はそんなの嘘だと思っています。薬を飲んでいて脳卒中になった人もたくさん知っています。

もちろん、血圧の薬を飲まなければもっと早くに脳卒中になったのかもしれませんが、**薬をやめて86歳で脳卒中になるのと、薬を飲みつづけて88歳で脳卒中になるのに何か違いがあるのでしょうか。そこで死んでしまえば、86歳でも88歳でもそんなに変わりがない、**

そう彼は考えています。

反対に、高い血圧を放っておいて、いまだに元気な人も知っています。自分もそのひとりだと思っています。妻が死んだ後、すぐに薬はやめてしまいましたが、いまだになんともありません。

そういう彼だって、血圧の薬を飲めばさらに元気で長生きできるのかもしれませんが、**薬を飲まずに元気というのは、多少元気でいられる時間が短くなっても、それはそれで自分ではずいぶん立派なこと**のような気がします。

この患者さんは妻の死後、血圧の**薬をやめ、診察を受けるのもやめてしまいました。**だから、多くの医者はこのような患者さんに接することはありません。

しかし、**このような患者さんこそ、医者が知らなければならない患者さんのひとり**にちがいありません。「血圧の薬を飲んでよかった」という患者さんばかりを診《み》ていてはいけない、と肝《きも》に銘《めい》じたいものです。

こうした高齢者の方は、エビデンス（科学的根拠）が示すものと実際の医療をつなぐ道筋を、自身の経験から直感的に導き出しているように思えます。むしろ、研究が示す薬の効果は、こうした正確な直感の影にすぎないという気もします。

たしかに数字の上では７％の脳卒中が５％に減るのですが、全体としては薬を飲んで脳卒中になる人もいれば、飲まずに脳卒中にならない人もいるという現実を、直感がすぐれた人はきちんと把握しているのでしょう。

人の直感は的外れなことも多く、研究結果を知らずに診療することなど、いまや考えられません。しかし、「何％の脳卒中が血圧の薬で何％になる」というような情報が患者さんにとってどういう意味をもつのか、考えつづけたいと思っています。

日常生活に制限をもたらす治療は必要か

治療の根拠になる研究とそれを実際の生活の現場でどう生かすか――。この問題をもう少し別の視点から考えてみたいと思います。

薬の効果をきちんと判定するための研究を臨床《りんしょう》試験と呼びますが、**臨床試験がおこなわれている現場は日常生活とは少し違った状況**にあります。

高血圧に関していえば、高血圧のエキスパートが、専門的なスタッフのそろった医療機関で、通常の外来診療よりはるかに密度の高い医療を提供しながら、新薬を「つけ加える」か「つけ加えない」かのふたつのグループで新しい治療を検討する――ということをやっているわけです。

そもそも、**臨床試験は健康意識が高く、提供される医療をきちんと受け、継続的に医療機関を受診することができる人でなければ参加できません。**

臨床試験には助走期間というのがあり、研究がはじまる以前にプラセボと呼ばれる偽薬を飲んで、それを80％以上きちんと飲んだ人たちだけを対象者として選ぶ、というような場合も多く、**もっとも模範的な患者さんを対象におこなわれています。**

生活という視点で見ると、日々の生活に追われて余裕がないような人は、臨床試験の参加者とはまったく異なる人たちでしょう。

「薬をきちんと飲め」と言われてもよく忘れてしまう。「定期的に外来に来なさい」と言われても、なかなかそういうわけにはいかない。そもそも治療意欲がない。

医療機関のほうも、それほど専門でない医師が、慣れないスタッフと多くの患者さんを相手にする、という場合も珍しくありません。

そこで、いかに毎日きちんと薬を飲み、定期的に外来通院し、治療に前向きになり、適切な治療を受けるか、ということだけが強調されるわけです。

でも、それだけでいいのでしょうか。

高血圧の治療で生活上のさまざまな制限が生じます。時間もお金もかかります。副作用の危険もあります。生活そのものが変わっていきます。

治療が生活のなかでままならなければ、治療を受けないほうがいいかもしれない。薬を飲まず、外来通院をせず、というほうが、はるかにその人にとってよりよい選択肢かもしれない。

高血圧の治療効果を日々の生活のなかに位置づけても、意味があるものといえるかどうか——。それを問わなければ、高血圧治療はむしろ有害だと思います。数年間で数%の脳卒中を数%に減らすくらいの効果しかないのですから。

第4章

高血圧のはなしのウソ・ホント

薬代にいくら払ってますか?

高血圧の治療を生活のなかに位置づける際、大部分の患者さんに共通した話題はお金の問題でしょう。

生命にかかわることなので「お金の問題といっていられない」という意見がありますが、80歳以上の高血圧の治療効果を見る限り、**毎日の食事まで犠牲《ぎせい》にして薬代を払うような対応は避けたほうがよさそう**だと思うのですが、どうでしょうか。

ぜいたくな食事、というとちょっと異論があるかもしれませんが、私が80歳なら降圧薬に何千円もかけるより、ぜいたくな食事を優先させたいと思っています。

そこで、高血圧の薬代がいくらかかるかを示し、ぜいたくな食事と降圧薬のどちらを優先させるか考えてみましょう。

高血圧の薬にはさまざまなものがあります。

・体にたまった水分や塩分を体の外に排出する「利尿薬《りにょう》」
・心臓の働きを抑える「ベータ遮断薬《しゃだん》」

・血管を拡張させる「ＡＣＥ阻害《そがい》薬」「カルシウム拮抗《きっこう》薬」「アンジオテンシンⅡ受容体拮抗薬（ＡＲＢ）」「アルファ遮断薬」

それぞれの種類のなかで、また多くの薬があり、私自身も覚えきれないほどです。利尿薬は低用量がもっとも効果が高く、それ以上の増量はしません。その他の降圧薬は用量依存があり、徐々に増量して使います。

もっとも値段が高い薬はアンジオテンシンⅡ受容体拮抗薬で、製品名ではニューロタン、ブロプレス、ディオバン、ミカルディス、オルメテックなどの薬があります。

ディオバンという薬を例にとると、もっとも小さい20ミリグラム錠が1錠29・６円、もっとも大きい１６０ミリグラム錠が１９４・１円です。

一方、もっとも安いのは利尿薬で、フルイトラン、ナトリックスなどの薬があり、フルイトラン１ミリグラムは９・６円です。

ディオバン１６０ミリグラムを毎日１錠飲むと、年間で７万８４６・５円。もっとも安いフルイトランは３５０４円かかります。80歳以上の高齢者は１割負担ですから、自己負担する薬代はディオバンなら７８４７円、フルイトランなら３５０円となります。

スーパーで買い物する際、同じ野菜が７８４７円と３５０円なら、迷わず３５０円のほうを買うでしょう。ましてやその野菜がその日の料理で使わないものであったなら、78 47円のほうは絶対に買わないでしょう。

買うなら350円の薬、その差額でぜいたくなディナーを、というのが私の判断です。

読者のみなさんも自分の薬の値段を確かめてみましょう。その薬をやめるか、安い薬に替えて、ちょっとぜいたくなディナーは結構いいですよ。

捏造データで大宣伝をかけた降圧薬ディオバン

高血圧の薬にはさまざまな種類があり、値段は高いものから安いものまでいろいろだということを示しました。高い薬ほど日常生活に与える影響は大きいでしょう。安い薬を選べばその影響を小さくできます。その安くなった分で、ちょっとリッチな外食だって可能になるかもしれません。

しかし、この値段の違いはいったい何で決まっているのでしょうか。

端的にいえば、**薬の値段は古いか新しいかで決まっています**。もっとも古い利尿薬がもっとも安く、次がカルシウム拮抗薬、ACE阻害薬、もっとも新しいアンジオテンシンⅡ受容体拮抗薬がもっとも高いのです。

脳卒中などの予防効果でいうと、値段はほとんど関係ありません。どの薬もほぼ同じ効果であることが、多くの研究で示されています。効果が同じなら、アンジオテンシンⅡ受容体拮抗薬以外の安い薬を選ぶのが当然でしょう。

しかし、現実は違います。**高血圧の薬で断トツによく使われているのが、もっとも値段が高いアンジオテンシンⅡ受容体拮抗薬**で、最初に使われる薬の50％以上を占めるという報告があります。これはどういうことでしょうか。

この背景には日本人を対象にしたふたつの研究論文が存在しています。

このふたつの論文では、高血圧患者を対象に、一方はアンジオテンシンⅡ受容体拮抗薬のひとつであるディオバンという薬（ノバルティスファーマ社）を、もう一方にはそれ以外の薬を投与して合併症の発生を比較しているのですが、どちらの研究もディオバンのグループで合併症が40～50％少ないというのです。

このふたつの論文結果を使って大々的な宣伝がおこなわれ、ディオバンはもっとも使われる降圧薬のひとつとしての地位を獲得《かくとく》したわけです。

これが本当であれば問題ありません。値段が高くても、40％も合併症が少ないのであれば、まずこの薬から使おうというのは当然でしょう。

しかし、「アンジオテンシンⅡ受容体拮抗薬が他の降圧薬より効果が高い」という報告はこのふたつの研究以外にほとんどなく、他の報告は「効果がほぼ同じ」という結果です。

そこへ、このふたつの論文の捏造疑惑《ねつぞう》が持ち上がりました。これらは論文自体が取り下げとなり、一方の論文では大学教授であった著者が辞任。大学は「明らかなデータ操作があった」とする調査結果を公表しました。

日本においてもっとも使われている高血圧の薬のひとつであるディオバン。その宣伝に使われた論文は捏造が明らかになり、多くの患者さんが、値段が高いだけで他の薬と効果が変わらない薬を飲まされつづけていたという大事件です。この問題について取り上げていきたいと思います。

年間1000億円を売り上げる看板商品の闇

論文の捏造はけっして珍しい事件ではありません。先に、「ワクチン接種で自閉症の危険が高まる」と報告した論文の捏造が明らかになったことを書きましたが、ワクチン反対グループはいまだにこの論文を利用して反ワクチン運動を繰り広げています。

日本国内でも、STAP《スタップ》細胞など、ここ数年で複数の論文捏造が発覚しています。

しかし、2013年に問題となったディオバンの論文捏造は、**対象疾患《しっかん》が何千万人もの**

患者がいる高血圧で、年間１０００億円以上の売り上げがあるノバルティスの看板商品という点で、これまでの捏造事件とは比べものにならないインパクトがあると思います。

前項で説明したふたつの論文は、当初から捏造が疑われていたわけではありません。ただ、論文発表の時点でさまざまな問題点が指摘されていました。

私自身も、２００８年に出版した自著『人は死ぬ』それでも医師にできること」（医学書院）で、ディオバンの研究論文の不可解な問題点について指摘しました。あまり話題になりませんでしたが。

事件が広く知られるようになったのは、２０１３年2月、２論文のうち京都府立医大のグループがおこなった研究にかかわる論文がデータの不備で取り下げとなったというニュースでした。単なるデータの不備であれば、訂正すればいいだけです。それが、論文取り下げ後に著者の教授が辞任したとなると、これは何かあったと考えるのが普通でしょう。実際にその年の7月、「明らかなデータ操作があった」とする大学の調査結果が出ました。

２論文以外の研究結果から、アンジオテンシンⅡ受容体拮抗薬が他の薬より合併症の予防効果の点ですぐれている可能性は、とても低いというのが当初の印象でした。それが、低いどころか、**データ操作によるまったくのでっち上げだったとは、驚きを通り越してあきれるほかありません。**

現状では、多くの医者は製薬会社からの情報にもとづいて処方を決めています。元の論文まで吟味《ぎんみ》して判断している医者はまれです。

今回の薬についても、元論文まで読んでいればだまされる可能性はかなり低かったと思います。しかし、**多くの医師は製薬会社からの「この薬はほかの薬より40％合併症が少ないんです」という情報を鵜呑《うの》みにし、もっとも値段の高い薬から処方した**という現実があります。

多くの医者がだまされたわけですから、一般の患者さんがよい情報、悪い情報を見分けて判断するのは至難の業《わざ》です。それではいったいどうすればいいのでしょうか。

新しい薬より古い薬を選んだほうがいい理由

新しい薬と古い薬のどちらがよいかといわれれば、一般的に新しい薬のほうがよいと思うのが普通でしょう。

論文捏造が問題となったアンジオテンシンⅡ受容体拮抗薬のディオバンは、もっとも新しい高血圧の薬のひとつです。「新しい薬がよいわけではない」というもっともわかりやすい例かもしれません。

現実には、**新しい薬がよいわけではないどころか、むしろ古い薬のほうがよいことが多いのです。**

血圧の薬は3ヵ月という短い期間の研究で、「血圧が下がった」というデータのみで認可されます。新しい薬は、薬の本来の目的である脳卒中や心不全などの合併症を予防する**かどうかわからないままに、臨床現場で使われはじめます。**これは高血圧の薬に限ったことではなく、コレステロールや糖尿病の薬でも同様です。そのため、短期間でも評価できる「腎臓《じんぞう》を保護する」「心臓の筋肉を保護する」など、いろいろなデータを持ち出して宣伝します。

腎臓を保護するといわれると、なんだかよい感じがします。しかし、そういう本来の目的以外のデータで宣伝するのは、脳卒中などの予防効果についてのデータがないからなのです。

臨床試験の歴史のなかでは、「腎臓を保護したけれども、透析《とうせき》になる率は変わらなかった」「心臓の筋肉を保護したけれども、心不全の死亡率は同じだった」ということがよくあります。

逆に、心筋を保護しているはずだったのに、かえって心筋梗塞《こうそく》が多くなる可能性だってあるのです。薬についての臨床研究の歴史は、明確にその可能性を示しています。

しかし、実際の医療現場では、新しくて値段の高い薬のほうが多く使われます。なぜかというと、製薬会社の宣伝が新しい薬に偏《かたよ》っているからです。

安全で値段が安く、効果もはっきりしている古い薬があるにもかかわらず、**安全かどうかわからず、値段が高く効果もはっきりしていない薬の宣伝を、製薬会社はさまざまな方法でおこないます。**

そのほうが製薬会社の利益がはるかに大きい、という面があるからです。

薬の開発には莫大《ばくだい》なお金がかかります。莫大な開発費を上回る利益が出なければ、せっかくの新薬も企業にとって何の意味もありません。**莫大なコストをかけた新薬は、高い値段をつけてたくさん売るしかない**のです。

よい薬と悪い薬を見分ける単純な方法は、まず古い薬を選ぶことです。

ディオバンなどアンジオテンシンⅡ受容体拮抗薬を飲んでいる人は「副作用についてよくわかっており、効果のはっきりしている古くて安い薬をお願いします」と医者に言ってみましょう。とくに、利尿薬に変更できれば、ジェネリック（後発薬）よりも安くてよい医療が受けられます。

疑問多い高血圧学会の対応

高血圧の診療に対してもっとも責任をもつべき団体のひとつに、日本高血圧学会があることは間違いないでしょう。ディオバンに関する論文データ捏造について、学会の対応はどのようなものだったのでしょうか。

学会のホームページには、この問題そのものについて一般の方に向けた説明はありませんでした。ただ、トピックス&新着情報のなかに「最近の報道と関連して高血圧治療について」と題して、次のような記述がみられました（２０１３年7月18日付）。

「高血圧学会としては、今回の報道により、降圧治療の大切さに疑問を持ってしまい、治療を控える方が増えることがないように願っています。また、既に治療を受けておられる方については、担当の先生とご相談されて、治療を継続されることをお勧めします」

学会は、今回のような問題が起こっても降圧薬の効果に疑問をもたないことを患者さんに望んでいるのでしょうか？　ディオバンで降圧治療をしている人で、この論文捏造の報道に触れて自分の治療に疑問をもたないような人を、私は想定することができません。

さらに、「治療を控える方が増えることがないように願っています」とありますが、願うだけで**何も具体的な対策はとらないということでしょうか？**　これでは今回の問題は、降圧治療の大切さに疑問をもたせた報道が悪いとでもいいかねない状況です。

「治療を継続すべきだ」という意見に、私も異論はありません。ただ、事件そのものに対応しようとしない高血圧学会は、何の責任も果たしていないばかりでなく、問題そのものをまったく認識できていないのでは、と思いたくなります。

これは恐るべき発言と思います。この見解の表明は、**高血圧学会は患者の疑問に答えようとせず、薬を飲ませつづけることだけに腐心《ふしん》しているように取られかねません。**

いったい何のために？　製薬会社のためでしょうか。そんなわけはないでしょう。しかし、そう取られても仕方がないような記述です。

ディオバンを飲んでいる高血圧患者さんは、主治医と相談しましょう。変更を希望すれば対応してくれると思います。高血圧の薬には多くの種類があり、ディオバンでなくてはならない患者さんはいないと思います。

また、**ディオバンだけを飲んで血圧がうまくいっている患者さんは、一度薬をやめることができるかどうか相談してもいい**と思います。生活習慣に問題がなく、1種類の薬で血圧がコントロールされている患者さんの半分くらいは、薬をやめても血圧が正常という研究もあるのです。

２０１４年1月、厚生労働省がノバルティスファーマ社を東京地検に告発しました。捏造論文を用いて販売促進をおこなったのは、虚偽・誇大広告を禁止した薬事法（現・薬機法）に違反するという疑いです。司法の手に委《ゆだ》ねれば事実が明らかになるのでしょうか。

ほかにもたくさんある「高くて無駄な薬」

降圧薬ディオバンにかかわる論文捏造事件が新聞各紙のトップ級ニュースになり、波紋《はもん》が広がりました。なかでも興味を引いたのが、こうした問題を二度と起こさないための対策として、まず「法的な整備をどうするか」がひとつの流れになっていることでした。

法的な整備は重要な対策のひとつでしょう。それに何の異論もありません。しかし、法律を整備すれば今回のような不正が予防できるというのは、あまりにナイーブ（幼稚）な考え方だと私には思えます。

法的な整備の重要性を強調する際、今回くり返し提供された情報があります。

薬が保険薬として認可を受けるためには、**法的な規制のある「治験《ちけん》」**というハードルを越える必要があります。これに対し、今回不正がおこなわれたディオバンに関する研究のような**「臨床試験」には法的な規制がありません。**倫理指針があるのみで、これが不正の温床《おんしょう》になっているというのです。

今回のディオバンについての研究も、治験で検討された「血圧に対する効果」については何の問題もありませんでした。一方、臨床試験で検討された「他の降圧薬に対する脳卒中などの予防効果」に対するデータが捏造されたのは、後者に法規制がなかったから起きたという論理です。

しかし、この理屈《りくつ》は現実をまったくとらえていません。**法的な規制のある治験のハードルを越えた保険薬のなかにいかに無駄な薬が多いか。**そういう現実を知らないのです。

治験をクリアした薬が「有効な薬」としてその後、まったく再評価されることなく大量に使われている現状を考えると、法的規制が機能するとはとうてい思えません。

法的規制をするとよけいなコストがかかり、メーカーから独立して質の高い研究をしようという志《こころざし》の高い研究者の足を引っ張るだけかもしれません。

たとえば、**フロモックスという抗生物質は治験をクリアした立派な薬ですが、臨床上ほとんど使う場面がなく、私は医師になってから一度も処方したことがありません。**

しかし、現実には、抗生物質のなかでもっとも使われている薬です。さらに、**その大部分が抗生物質の不要な、単なる風邪で処方**されています。

値段は１日１５０円と、古いタイプのペニシリン（抗生物質）の３～５倍以上します。日本の増大する医療費を考えれば、この事実は論文捏造よりも大きな問題かもしれません。

ディオバンと同系統の、効果は同じで値段が高いだけという薬にも、ブロプレス、オルメテック、アジルバ、アバプロ、ニューロタン、ミカルディスとたくさんあります。

今回の事件は氷山の一角です。今回の論文捏造問題をきっかけに、治験の問題にも光が当てられる必要があると思います。

メーカー情報を鵜呑みにしている医師たち

本書の目的である「医療情報をいかに生活に生かすか」に沿って、論文捏造が問題になっているディオバンに関する医療情報をどう生かしていくか、あらためて考えてみたいと思います。

今回のような問題は、法規制だけで解決できるとは思えないことを前述しました。では、どうすればいいのか。

情報の受け手であり、患者さんに薬を処方する**医療従事者がウソの情報にだまされないよう対策を立てることも重要**だと、私は考えています。

そもそも捏造といわれている論文とはどんなものだったのか。ディオバンの効果を検討した論文のうち、東京慈恵医科大学のグループが報告した研究を取り上げてみます。

この研究は、冠《かん》動脈疾患、または心不全、高血圧、またはそれらを合併する患者3081人（20～79歳）を対象に、ディオバン（40～160mg／日）が従来使われている他の降圧薬に比べ、脳卒中や狭心症などの心血管系の病気がどれほど少ないかを検討したものです。

結果は、ディオバンを追加したグループで合併症を起こしたのは、1000人のうち1年あたり92人だったのに対し、他の降圧薬を追加したグループでは同149人でした。つまり、他の降圧薬グループで100人の合併症が起きたのに対し、ディオバングループでは61人しか起きず、39％も合併症が少なかったというのです。

これは驚くべき結果でした。これまでのさまざまな研究で、高血圧の合併症予防効果は血圧の下がり具合に相関していました。この研究では、血圧の値がふたつのグループで違いがないにもかかわらず、合併症の発生に大きな差が出たのです。

また、ディオバンはアンジオテンシンⅡ受容体拮抗薬（ARB）ですが、これまでの研究では、ARBとその他の降圧薬で合併症の発生に差がないという研究がほとんどで、今回の結果はそれと大きく違っていました。

メーカーからこの情報を提供された多くの医師はディオバンの効果に驚き、高血圧の専門家たちの後押しもあり、多くの患者にディオバンを処方しました。

一方で、他の研究結果も含め、臨床試験の論文を読み込んでいる医師たちは「これまでの研究からするとディオバンがよいとの結果はにわかに信じられない」と考え、これまでどおりの安価な古い薬を使いつづけていました。

つまり、**日ごろから医師が論文を批判的に読み込むトレーニングを受けていれば、メーカーからの情報を鵜呑みにして薬を処方することはなくなるのではないでしょうか。**法的規制をするよりも確実な対策になると思います。

情報にはあいまいさがつきもの

では、薬に関する情報をどのように扱ったらいいのでしょうか。

たとえば、「新薬Ａがこれまでの薬より合併症を半分にした」という情報があったとしましょう。こうした情報をすぐに鵜呑みにせず、信ずるに足るものかどうか吟味するためにはどうしたらいいのか、という話です。

一般的に、情報には次の「３つの面」があることを考慮する必要があります。

1 「真実」の結果である
2 「偶然」の結果にすぎない
3 「バイアス」によってゆがめられた結果である

情報が「真実」であれば問題ありません。しかし、すべての情報がまったくの真実ということはありません。

こう書くと驚かれるかもしれませんが、**薬の情報に限らず、すべての情報にはあいまいさがつきまとっています。どんな情報も偶然やバイアスの影響を受けており、「百パーセントの真実ではない」というのが情報を読み解くときの前提**になっているのです。

「偶然」の影響というのは、薬の効果を検討する臨床試験において、本当にすぐれているわけでない新薬Aが偶然、プラセボ（偽薬）やこれまでの治療薬よりよい結果を出している可能性はないのだろうか、ということです。

サッカーの天皇杯で大学生チームがプロチームに勝ったりすることがありますが、本当に強くなくても1回しかやらない試合ではたまたま勝ってしまうこともあるわけです。

これと同じように、**臨床試験の結果も「偶然」に、新薬Aのほうが偽薬よりもすぐれた**

結果が出る可能性があるのです。

もうひとつの「バイアス」は「偏り」や「思い込み」などと訳され、研究方法に問題があったり製薬会社からの圧力があったりして、結果がゆがめられてしまうことです。

新薬Ａが偽薬のグループに比べて、より軽症の患者に投与されていたら、薬に効果がなくても新薬Ａのほうがよい結果になるでしょう。これが研究方法の問題の一例です。

また、製薬会社は新薬にとってよい結果が出るようにさまざまな対策をとります。企業としてはある意味、当然のことですが、これは明らかにバイアスです。

問題となった降圧薬ディオバンの論文も、捏造は別にして、最初からバイアスがかかっていると考えるのが普通です。

どんな薬も製薬会社のバイアスの影響があると考えれば、製薬会社からの情報を鵜呑みにするのはとても危険なことだとわかるのではないでしょうか。

「利益相反」という根深い問題

論文捏造事件の降圧薬ディオバンに関する記事では、「利益相反」という言葉を見かけたことがあるでしょう。日本医師会のホームページには「ある行為が、一方の利益になると同時に、他方の不利益になるような行為」と説明されています。

薬の研究における利益相反とは、本来中立的な立場で薬の評価をしなければならない研究者が特定の製薬会社から研究チームの人材派遣を受けたり、研究費を受けたりすることで、製薬会社の利益を優先し「研究結果をゆがめてしまうこと」と説明することができます。

ディオバンでは、東京慈恵会医大や京都府立医大の研究者が、製薬会社ノバルティスファーマの元社員を統計解析の担当者として受け入れ、同社から多額の研究費を提供されていました。これは、明らかに研究者の利益相反に当たります。

こうした利益相反行為は、ディオバンでだけおこなわれていたわけではありません。**薬の研究をするとき、製薬会社から協力を得るのは珍しいことではない**のです。

このような利益相反行為が研究結果にどういう影響を与えたかを検討した論文がありま す。もっとも有名なもののひとつは、１９９８年に報告されたカルシウム拮抗《きっこう》薬（降圧薬）に関するものです。その研究結果は予想どおりという面もありますが、かなり衝撃的なものでした。

その論文によると、カルシウム拮抗薬の副作用を検討した論文のうち、**「副作用の危険がない」とする論文の著者の96％がカルシウム拮抗薬を販売している製薬会社から資金提**

供を受けていました。一方で、「副作用の危険がある」と報告した論文の著者で資金提供を受けていたのは37％にすぎませんでした。

この論文は『ニューイングランド・ジャーナル・オブ・メディシン（ＮＥＪＭ）』という世界でもっとも権威ある医学誌に発表されました。

ただ、**この雑誌自体が多くの薬の広告を載せ、その広告料によって成り立っている面があり、問題は複雑で根深い**ものです。

慈恵医大の研究結果の論文が掲載されたのは『ランセット』という医学誌です。これはＮＥＪＭに次いで権威のあるもので、ここにも利益相反の問題が見え隠れしています。

ディオバンを含むアンジオテンシンⅡ受容体拮抗薬と他の降圧薬を比較する研究は、ほかにも複数あります。慈恵医大の研究はある意味、二番煎《せん》じで、ランセットに載るほどのすぐれた研究とは思えません。

こうした論文がランセットに掲載されること自体、論文とそれを載せる医学誌、さらに広告主である製薬会社のあいだに利益相反の問題が潜《ひそ》んでいるのです。

講演会という名の薬の販売キャンペーン

「利益相反は研究者と製薬会社の話で、個々の医者や患者には直接関係ない」と思われたかもしれません。しかし、そんなことはありません。普通の医者による日常臨床も利益相反で満ちあふれているといっていいくらいです。

こういう文章を書いている私自身、製薬会社からもらったボールペンを使い、製薬会社のパンフレットを患者さんに配り、製薬会社主催の講演会で謝金をもらって講演しているわけで、**利益相反のただ中にいる**のです。

医師会や学会がおこなう講演会の多くは、製薬会社から金銭的な援助を受けています。講演会ではその会社の薬の名前がくり返し登場します。つまり、講演会とは名ばかりで、**講演会の名のもとにおこなわれる薬の販売キャンペーン**です。

こうした講演会は毎週どこかでおこなわれています。論文捏造事件の降圧薬ディオバンは、こうした講演会がもっとも多くおこなわれた薬のひとつでしょう。

講演会に参加した医者が翌日、その薬を処方することは日常茶飯事《さはんじ》ですが、それもまた製薬会社から資金提供を受けている研究者と同じ利益相反の立場にいるわけです。

ディオバンを処方していた医師のなかに自らを被害者であるかのようにいう人がいましたが、そういう医師の多くは製薬会社が企画した講演会に参加し、いろいろ利益を得ているのです。

「ディオバンを自ら処方したことがない」と偉そうに書いている私ですが、私もまた利益相反の例外ではありません。なぜなら、ディオバンのライバルとなる製薬会社から何かもらっているかもしれないからです。

そういえば、ディオバンを含むアンジオテンシンⅡ受容体拮抗薬（ＡＲＢ）のライバルとなるＡＣＥ阻害薬《そがい》しか販売していない製薬会社から講演会に呼ばれ、謝金をもらって講演したことを思いだしました。これも利益相反行為のひとつでしょう。

実際に私は、ＡＲＢの何倍もＡＣＥ阻害薬を処方します。ＡＣＥ阻害薬に関して、ディオバンのような何かよからぬ情報が出れば、私は利益相反の問題をまぬがれることはできないと思います。

医師が製薬会社と付き合う以上、利益相反の問題を避けて通ることはできません。そのため、「製薬会社の人とは一切付き合わない」という潔《いさぎよ》い医師も最近は増えています。

私はいまのところ、訪ねてくる製薬会社の人を拒んだり、頼まれた講演を断ることはしていませんが、そうしないといけない時代になってきたのかもしれません。

私の利益相反問題

論文捏造事件が騒がれているなか、ディオバンに関する講演を北海道でしたことがあります。ディオバンとは別の製薬会社主催の勉強会で、参加者は30人程度でした。

製薬会社主催と聞いて、「利益相反について偉そうに書いていたくせに」と思われるかもしれません。「だれとでも付き合ったほうがいい」というのが私のポリシーで、製薬会社からの講演依頼も積極的に引き受けています。頼まれるのは年に数回程度ですが。

講演では、製薬会社から講演料をもらい、講演後には懇親会で食事をします。といっても、内容について製薬会社側から一切注文はありません。

でも、注文がないから何でも話せるかというと、必ずしもそうではありません。**「後援する製薬会社の不利な情報はしゃべらないようにしよう」「ライバル会社の問題点を強調して話そう」などと多少は意識することもあります**し、知らず知らずのうちにそういう内容になっていることがあるかもしれません。

講演では、ディオバンと他の薬の値段の比較をしたのですが、例として挙げた薬のなかに、今回後援してくれた製薬会社の薬が計3つ入っていました。そのうちひとつは、後援してくれた製薬会社を意識してつけ足したものです。後援する製薬会社の影響が出ているわけです。

講演中、「私ならディオバンからこの薬に切り替える」という話をしたときのことです。効果が同じなのでもっとも安い利尿薬を使うということを述べた後、「とくに○○○」と後援する製薬会社の薬を挙げたところ、どっと会場が沸《わ》きました。

盛り上がった理由のひとつは、後援する製薬会社の薬を私が推奨したことが意外に思えたからかもしれません。あるいは、製薬会社主催の講演会なのに、会社がもうかる高い薬でなくもっとも安い薬を推奨したことを「予想どおり」と思ったのかもしれません。

印象に残ったのは、やはり「みんなそういうことに興味があるのだな」ということです。論文の内容について面白おかしく紹介しても反応はいまひとつですが、私が製薬会社の製品を紹介したところではウケるのです。

世間で私は「エビデンス（科学的根拠）第一主義」のように思われているようで、そんな私が製薬会社の薬を宣伝することのほうが、薬の効果を調べた論文よりもみなさん興味があるんですね。

本当に利益相反の問題はむずかしい。どうすればいいのか、まだまだ課題は山積みです。

ディオバンを飲みつづけてOKか?

ディオバンを飲みつづけるかどうか迷っている人もいると思います。今回はそんな患者さんに向けて、具体的な対応策についてまとめておきたいと思います。

ひとつは、このままディオバンを飲みつづけるという選択肢です。

薬代が高いというデメリットはありますが、そこを問題にしなければ、他の降圧薬と同等の脳卒中や心不全の予防効果があります。現在の血圧が落ち着いているのなら、いまの治療をつづけてもかまわないと思います。

今回の事件で、「ディオバンは血圧を下げる効果には問題はないが、脳卒中や心不全の予防効果はなかった」との報道がありましたが、これは間違いです。脳卒中や心不全などの**合併症に関して他の薬を超える効果がないというだけで、同等の効果があることが複数の研究で確かめられています。**

ディオバンはアンジオテンシンⅡ受容体拮抗薬（ＡＲＢ）という降圧薬ですが、ディオバン以外のＡＲＢに変更するという選択肢もあります。

アジルバという薬もＡＲＢのひとつで、今回の事件で、ディオバンからアジルバという降圧薬に変更した患者さんが多いようです。ただ、個人的にはこの判断は疑問に思います。**ディオバンの代わりにアジルバをすすめるのは、ディオバン問題について何の反省もないことの証《あかし》**です。

アジルバはもっとも新しいタイプの薬で、値段がもっとも高く、合併症を予防するかについて、他の薬と比較したデータがまだ十分ではありません。何年か後、「アジルバは値段が高いだけで他の古い降圧薬に劣《おと》る」という結果が出るかもしれません。

少なくとも**現時点では値段に見合うだけの効果があるかはわかっていない**のですから、この薬への変更はやめたほうがいいと思います。

私のおすすめは、値段が安く、使用経験の長い降圧薬への変更です。ディオバンに似たタイプの薬としては、ＡＣＥ阻害薬がありますし、系統は違いますがカルシウム拮抗薬でもいいかもしれません。

もっともおすすめしたいのは利尿薬です。これだとディオバンに比べ、値段が３分の１から20分の１で、とくに高齢で上の血圧だけが高いという人にはいちばんに使ってもいい薬です。

自分から医師には言いだしにくいかもしれませんが、多くの医者はあんがい気持ちよく相談に乗ってくれると思います。まだ迷っている方は次の機会にでもぜひ相談してみてください。

「血圧を下げるからいい」の誤解

ディオバン事件をめぐる報道で、「ディオバンは血圧を下げる作用には問題ないので大丈夫」とする記事をよく見かけました。くり返しになりますが、これは大きな誤解であることを、もう一度説明したいと思います。

血圧の薬は血圧を下げるために飲んでいるわけではありません。その先にある脳卒中、心不全など、将来起きるかもしれない合併症を予防するために飲むのです。

極端な話、血圧が下がらなくても脳卒中が予防できればいいわけです。だから、「ディオバンは血圧を下げる作用には問題ないので大丈夫」とはいえないのです。

ディオバンを飲みつづけてもいいのは、血圧に対する効果だけでは不十分で、**「脳卒中などの合併症の予防効果について、他の血圧の薬と同等の効果があるので大丈夫」ということ**なのです。**合併症に関する効果がわからなければ、飲みつづける意味はありません。**

将来起こるかもしれない脳卒中など「合併症の予防のため」という視点は、血圧に限ったことではありません。ほとんどすべての病気について同じことがいえます。

たとえば、糖尿病も「血糖を下げること」が治療と思っているかもしれませんが、その先の網膜症《もうまく》や腎症《じん》、脳卒中、心筋梗塞などが予防できるかどうかで、治療の効果を判断する必要があります。

じつは、**糖尿病の薬の多くは血糖を下げた分に見合う合併症の予防効果が認められていません。これは大きな問題です。**

血中コレステロールも同じです。コレステロールが下がるだけでなく、心筋梗塞が予防できているかどうかが重要なのです。

がんでも同じことがあります。血液検査で腫瘍《しゅよう》マーカーが下がることや、ＣＴ（コンピューター断層撮影装置）などの検査で腫瘍が小さくなっていることでは、治療の有効性の一部しか判断できていません。

最終的には長生きできるかどうかが重要なわけで、いくら腫瘍が小さくなっても抗がん剤の副作用で死んでしまってはどうしようもないわけです。

血圧の治療と同様、「この抗がん剤は腫瘍を小さくする効果があるので大丈夫」とはいえず、最低限、「この抗がん剤は寿命を延ばす効果があるので大丈夫」ということが必要なわけです。

最後にもう一度くり返しておきましょう。高血圧の治療効果は、血圧を下げるのでなく、脳卒中など合併症を予防できるかどうかという点で検討されなくてはならないのです。

日本の医療界は変わったか

「医療は学問としての医学によって支えられる」「医者は患者の利益を第一に考え、世の中の利害から中立したものである」との考えがまったくの妄想《もうそう》にすぎないことを、ディオバンの論文捏造事件はあからさまにしました。

論文にかかわった医師や製薬会社だけでなく、関連する学会関係者、現場の臨床医、もちろん私自身も、今回の問題の加害者といえます。

製薬会社に便宜をはかってディオバンが多く処方されるような行動をとる医師も、私のようにディオバン以外が処方されるように仕向ける医師も、同じ構造のなかに取り込まれています。これは、データ捏造という明らかな不正がなかったとしても、問題にしなければならない部分です。

医学の学問としての中立性を保ち、患者の利益を最優先し、利益相反におちいらないような解決策が模索されます。薬の効果を確かめるための臨床試験は、製薬会社から独立して一定の法規制のなかでおこなわなければならなくなるでしょう。

個々の研究者は、製薬会社から独立した資金を優先して得るように努力しなければならないし、製薬会社から研究費を得た場合はそのことをすべて開示しなければならない。

じつは、もうずいぶん前から医療界ではこうした取り組みがなされているのですが、ディオバン事件を受け、今後より厳しくなっていくでしょう。

ディオバンが大きな社会問題となったのも、社会のチェック機能が働いた結果といえるかもしれません。論文内容の問題点を指摘した人、論文に関連して研究者とメーカーの付き合いや研究費の流れを明らかにした人たちが、事件解明の一歩に大きな役割を果たしました。

個々の臨床医と製薬会社の付き合い方もずいぶん変わっています。

私が医者になった約30年前は、学会のスライド作りから文献の準備まですべて製薬会社丸抱えでしたし、学会会場までの交通機関や宿泊の手配をしてもらうのも珍しいことではありませんでした。

いまではそういうことはほとんどなくなっている、といっていいでしょう。

今回の事件を知った人のなかには、何も信じられない、医療界はとんでもない、そう悲観的になった人が多いかもしれません。もちろんそういう面はあります。そのことについて、謙虚に解決策を探っていくことを怠《おこた》ってはいけないでしょう。

しかし、**現場の人間のここ30年の実感からいえば、医者とメーカーとの関係は、少しずつ改善の方向に向かっていることも確か**なことです。

ディオバンの事件も30年前ならなにごともなく過ぎてしまった可能性が高いと思います。それがここまで明らかにされたということは、医療界はあんがい捨てたものではないともいえるのです。

製薬会社とどう付き合うべきか

私はだれとでも付き合うというのを信条としており、製薬会社の情報提供者とも付き合うと先に書きました。これに関してはいろいろ批判があると思います。個々の臨床医と製薬会社との付き合い方の延長上に、今回の論文捏造で問題となった大学研究者と製薬会社の利益相反があることは間違いないからです。

利益相反をなくすために、「医者は製薬会社の人とは付き合うべきではない」という意見がいまは主流かもしれません。しかし、私はそうは思っていません。むしろ、付き合ったほうがいいと思っています。

なぜなら、お互いに悪い影響を及ぼしあう関係でなく、よい影響を及ぼしあうような付き合い方も可能だと思うからです。楽観的すぎるかもしれませんが、**「付き合わない」ではなく、「どう付き合うか」を考えたほうが現実の問題解決につながるのではないか**と考えています。

実際にどうしているかというと、私は訪ねてくる製薬会社の方にこちらからも情報提供します。「この薬にはこんな論文があるんだけど知っていますか？」というのです。

製薬会社から情報を受ける一方であることが大きな問題で、**こちらからも製薬会社に情報を提供することで、関係をより健全なものにしていこう**と思うのです。

もちろん、そのためには製薬会社の情報に拮抗《きっこう》するような勉強をして、より多くの論文を読み、吟味する必要があります。「臨床医全員がそうした勉強をするのは無理」との意見もありますが、私自身はそうするよう心がけています。

私たちは民主主義の世の中に生きています。なぜ民主主義が必要か。**世の中は善だけで成り立つことが不可能**だからではないでしょうか。

どんな時代にも悪の役割がある。あるいは、**「あらゆる善悪は相対的なものにすぎない」**といったほうがいいかもしれません。

薬が売れることは、製薬会社やその社員・家族にとっては善といえるでしょう。一方、臨床医が製薬会社と付き合うことはけっして全部が悪ではなくて、患者や臨床医にとって善の部分もあります。

まったく付き合わないとなると、付き合うことによる善の部分さえ、悪とともに捨ててしまうことになる。それは、問題の解決を遅らせたり困難にしたりするのではないかという気がします。

製薬会社との付き合いも、利益相反の危険をはらんでも、排除せずにやっていけばいいのではないでしょうか。**付き合うために生じる悪に匹敵《ひってき》する善を提供できれば、むしろそのほうがいいのではないでしょうか。**批判を覚悟でそういっておきたいと思います。

なぜ医者はディオバンを飲みつづけるのか

ディオバンの論文捏造事件があれだけ騒がれた後も、降圧薬を値段の安い利尿薬やＡＣＥ阻害薬に替えようという動きは、ほとんど感じることができませんでした。悪いのは、ディオバンとそれを無理に売ろうとしたノバルティスファーマ社ということのようです。

しかし、そうした見方は今回の問題を矮小化《わいしょう》し、その背後にある、さらに大きな問題を隠蔽《いんぺい》するための目くらましのような気がします。

医者自身がどんな降圧薬を飲んでいるかに、この問題の一端を垣間《かいま》見ることができます。

降圧薬を飲んでいる医者は多いですが、いまもディオバンやディオバンと同じタイプのアンジオテンシンⅡ受容体拮抗薬（ＡＲＢ）を飲みつづけている医者が結構多いのです。医者の多くは経済的な問題で薬を決めるという状況ではありませんから、病気になるかならないかの問題であれば、値段が高くても「少しでもいい薬」を飲みたいというようなことがあるのでしょう。

じつは、**いまでもディオバンを含むＡＲＢが降圧薬のなかでもっとも効果が高いと思っている医者は多い**のです。実際には、そんな研究は今回の捏造論文以外にほとんどありません。むしろ、従来のＡＣＥ阻害薬と比べて、ＡＲＢは合併症予防の点で「やや劣る」というような研究がほとんどです。

それではなぜ、多くの医者、なかでも臨床医がＡＲＢを「少しでもいい薬」と考えるのでしょうか。これは、われわれ世代（40代～50代）の医者の研究者としてのキャリアに大きく関係しています。

医学における研究は基礎と臨床に分かれます。基礎研究とは、試験管内や人以外の動物を使った研究です。大学や研究施設の実験室でおこなう研究といったほうがわかりやすいかもしれません。一方、臨床研究は人全体を対象とした研究です。実際の患者さんを対象に、医療の現場でおこなう研究です。

日本の科学研究は「基礎研究に強く、臨床研究に弱い」というのが定説です。

われわれ世代の医者は、いったん臨床医として勤めた後、大学に戻って基礎的な実験研究をおこない、医学博士を取得するのが一般的なキャリアでした。そのため、**動物や試験管内での実験結果を重視し、その結果をダイレクトに臨床に使おうという傾向**があります。

ARBは基礎的な実験では他の降圧薬よりいい、というデータがたくさんあります。しかし、そのようなデータは実際の高血圧患者での効果を保証するものではなく、単なる仮説にすぎません。その仮説を実際の高血圧患者で調べたところ、その仮説にあった結果を得られず、むしろ他の降圧薬のほうがよい傾向にあった、というのが現実です。

にもかかわらず、**人間での研究結果のほうを軽視してしまう傾向が多くの医者にある**のです。

臨床医は基礎実験データではなく、臨床研究のデータを用いて方針を決めなければいけません。そうしたもっとも基本的な考え方自体が、臨床医に普及していない。これは、ディオバン事件の背後にある最大の問題のひとつです。

事件後も高血圧学会の治療指針は変わらず

ディオバン事件後の２０１３年10月末、日本高血圧学会が高血圧治療の新しい診療ガイドラインを発表しました。

一般の方にガイドラインといってても、わかりにくいかもしれません。日本の診療ガイドラインが集積されている医療情報サービス「Ｍｉｎｄｓ」のホームページでは、診療ガイドラインとは「科学的根拠に基づき、系統的な手法により作成された推奨を含む文章です。患者と医療者を支援する目的で作成されており、臨床現場における意思決定の際に、判断材料の一つとして利用することがあります」などと説明されています。

現場に即してざっくりいい換えれば、**「臨床医が、ガイドラインのこの薬を優先すべきとか、この薬は2番手に使う薬などと、実際の診療の参考にしているもの」**です。

改訂前は、高血圧患者に対して真っ先に使うべき第一選択薬のひとつにアンジオテンシンⅡ受容体拮抗薬（ＡＲＢ）が挙げられていました。論文捏造が問題となったディオバンもＡＲＢのひとつです。

ディオバンの論文捏造があれだけ問題になった後ですから、改訂でＡＲＢがどういう位置づけになるのか、多くの人が大きな関心をもって発表を待っていました。

結果は、**ＡＲＢは相変わらず第一選択薬の位置づけでした。**期待はずれというか、ある意味、予想どおりというか……。

大山鳴動《たいざんめいどう》して鼠《ねずみ》一匹も出ず。なにごともなかったかのように、「ＡＲＢを第一選択で大丈夫です」ということです。

薬の値段には触れていないようです。患者負担が増えようが、医療費がどんどん増大しようが関係ありません、ということでしょうか。

これまで何度も書きましたが、降圧薬にはさまざまな種類があります。ＡＲＢは血管を拡張させて血圧を下げる薬で、似たタイプの薬にＡＣＥ阻害薬やカルシウム拮抗薬などがあります。

これらの薬を使った比較試験の結果などから、どの薬を使っても治療効果にそれほど大きな差はないことがわかっています。違うのは薬の値段で、もっとも高いのがＡＲＢです。**効果が同じなのに、値段が飛び抜けて高い薬を第一選択薬にしつづけるにはそれなりの理由が必要ですが、いったいどんな理由があるのでしょうか。**

ガイドラインの記載はさまざまな要因によって左右されます。ディオバン事件は、ガイドラインの記載に関してほとんど影響がなかったということです。

では何が影響しているかというと、**ガイドラインをつくっている人たちと製薬会社との相変わらずの利害関係で、それは事件の後もまったく変わらない**ということを、この改訂結果は示していると思います。絶望です……。

ガイドラインの作成にかかわった人たちは、全員入れ替えるべきと思います。もっといえば、高血圧学会の理事は全員辞めるべきではないでしょうか。

そして、コストを負担することになる患者と保険者は、もっと声を上げるべきと思います。**高血圧学会は自分の研究費だけでなく、社会や患者にもっと目を向けるべきだと。**

ディオバン判決への絶望

論文捏造発覚から4年をへて、ディオバン事件は司法の場でいったん決着をみました。データ捏造にかかわったノバルティスファーマ社元社員とノバルティスファーマ社が被告となり、東京地裁による一審判決が、２０１７年3月に言い渡されたのです。

裁判は、捏造論文を利用して降圧薬ディオバンの薬の宣伝をしたことが、薬事法で禁じられている「虚偽または誇大な記事を広告、記述、流布《るふ》してはならない」という部分に該当するかどうかという、よくわからない争点で争われました。

判決は、両者無罪という、意味不明なものでした。

元社員が意図的に改竄《かいざん》したデータを研究者に渡し、学術雑誌に論文を掲載させ、その結果を薬のプロモーションに使ったという事実は認めつつも、学術雑誌への論文掲載は、金銭を支払って掲載される広告に当たらない、したがって、薬事法が禁止する行為には当たらない、ということのようです。

しかし、ディオバンに有利な内容が記された捏造論文は、学術雑誌のサイトに掲載され、ノバルティスファーマ社はその〝権威〟を宣伝に利用していました。元社員は同社初の社長賞を受賞していたといいます。

これでは今後も、論文というかたちで捏造データを出して、それをプロモーションに使っても罰せられないということになります。

広告に虚偽、誇大記事があるのは法律違反だが、論文に虚偽、誇大があっても法律違反ではない――。考えれば考えるほど、意味不明な判決です。

しかし、この判決にはある意味、妥当《だとう》なところがあります。

多くの医師は論文を読んで処方を決めることはしておらず、そういう意味では論文は広告に当たらないという現実があるからです。

臨床現場でディオバンを処方していた医師の多くは、捏造のあった元論文を読んではいないでしょう。そのデータが書かれた広告だけを見て処方していたり、それすら読むことなく、ただメーカーの情報提供者から「この薬の処方よろしくお願いします」とすすめられたから処方している医師も少なくはないでしょう。

ディオバン事件の判決はふたつの面で絶望的です。

ひとつは判決自体にまったく理屈《りくつ》が通っていないこと。

もうひとつはその理屈の通っていない判決に沿うような、理屈が通らない医療が現実におこなわれていることです。

百歩譲って、判決の意味することをわかりやすく書いてみましょう。

「医者は論文を読んで薬を処方することなどしていないので、論文は広告に当たらず、捏造しても医者の処方には影響しない。だから論文データの捏造は罪にならない」

医療界の絶望的な状況を、この判決は端的に表しているように思えます。

東京地検はこの一審判決を不服として、控訴《こうそ》しました。

第5章

糖尿病のはなしのウソ・ホント

じつはあいまいな糖尿病の基準値

糖尿病は家庭医が得意とする病気のひとつです。

糖尿病の診療ガイドラインによれば、血液検査で、過去1〜2ヵ月の血糖値の平均値を示す「ＨｂＡ１ｃ（ヘモグロビン・エーワンシー）」が６・５％以上、空腹時血糖値が１２６㎎／dl以上の両方を満たせば糖尿病です。どちらか一方が基準を超えた場合には、再検査をし、くり返し異常なら糖尿病と診断します。

空腹時血糖値が１１０㎎／dl以上１２６㎎／dl未満は「境界型」と呼ばれ、すでに糖尿病であったり、将来糖尿病になる予備軍の人がここには含まれています。もちろん、この範囲に長くとどまり糖尿病へと進まない人もいます。

基準値から糖尿病と診断される空腹時血糖値が１２６以上の人が全員糖尿病かというと、そういうわけでもありません。１３０ぐらいを放っておいても、たいして進まない人が意外にいます。

糖尿病か糖尿病でないかを血液検査の数値だけで決めることはできないのです。この基準は、あくまでも簡単に測ることができる血液検査を利用した便宜上のものです。

それでは**糖尿病とそうでない人の決定的な違いは**なんでしょうか。

明確に区別するとすれば、**将来合併症を起こすか起こさないか**です。糖尿病にはさまざまな合併症があり、目や腎臓《じんぞう》や神経、さらには心臓や脳や手足の血管に多くの病気を引き起こします。

放っておくと将来合併症を起こす人が糖尿病で、起こさない人は糖尿病ではないというのがもっとも適切な分け方でしょう。

同じ血糖値でも、合併症を早期に起こす人もいれば、なかなか起こさない人もいて、最初の時点でどちらか区別をする手立てはありません。だから「仕方なく」血液検査の基準値を用いるわけです。

基準値を超えたからといって、将来全員が糖尿病の合併症を起こすわけではありません。

空腹時血糖値やＨｂＡ１ｃの基準値周辺で異常を指摘されても、10年たってもあんがい大丈夫かもしれません。一方で、５年以内に合併症が起こってしまうかもしれません。どちらになるかは、神のみぞ知る、というわけです。

だとすれば、**基準値周辺のときに治療をしないで様子を見るのは、必ずしも悪い選択肢ではない**面もあるのです。しかし、糖尿病の専門医はこうした発言をしないでしょう。

家庭医が糖尿病が得意というのは、糖尿病専門医とは少し違った面にあるのです。

患者さんが知りたいこと

糖尿病かどうかの診断では、血液検査をして、血糖値やその1～2ヵ月の平均値を表すHbA1cの結果を見て判断します。細かい基準はさておき、血糖値が高いと糖尿病と診断されるわけです。

そのため、糖尿病とは「血糖値が高くなる病気」だと思われていますが、そう単純ではありません。血糖値が高いのは、血糖値を下げるインスリンというホルモンが出なくなったり効きが悪くなったりした結果にすぎません。

インスリンが「血糖値を下げるホルモン」というのもあまり正確でなく、インスリンは体の細胞で糖が利用できるようにするホルモンです。糖尿病の人はインスリンの効果が不足して、体の細胞で糖が十分利用できなくなっているわけです。

つまり**糖尿病とは、「インスリンが出なくなったり効かなくなったりするために、体の細胞で糖分を利用することができず、その結果、血糖値が高くなってしまう病気」**ということになるでしょうか。

ただ、ここまでの説明を聞いて、「なるほど」と思った人がどれほどいるでしょうか？

糖尿病が起こるしくみをいくら説明しても、患者さんには糖尿病の実体がうまく伝わらないのが現実です。

ここまでの説明は、私自身がおもに学生時代に学んだ糖尿病の説明です。医学部の学生時代には、糖尿病に限らず、多くの病気について、それがどのようなしくみで起こるのかを徹底的に学びました。

これは「病態生理学」と呼ばれる学問ですが、ひと昔前の大学医学部では病態生理学一辺倒の医学教育がおこなわれていました。

もちろんこうした病気のメカニズムを学ぶことは必須ですし、それを知らずに診療することはできません。ただ、実際の患者さんを診断し治療するためには、このような理屈《りくつ》だけでは十分ではありません。

自分が糖尿病の患者であれば、病気のしくみはさておき、まず**「放っておくとどうなるのか」「治療をするとどれくらい効果があるのか」**などのことが知りたいと思います。それを病態生理学から導くことはできません。**実際の多くの患者さんでどうかということを調べなければわからない**のです。

診察では、病気のしくみだけでなく、実際の患者さんではどうなのかということをつけ加えて伝えるように心がけています。

糖尿病患者は寿命が10年短い？

糖尿病を放っておくとどうなるかについて説明しましょう。まず、患者さんにとってもっとも気になる寿命について考えてみます。

一般に糖尿病の患者さんは、健康な人に比べて10年寿命が短いといわれています。これは、44歳から55歳の男性1万人を追跡した欧米の研究報告から導かれたもので、研究は40年以上前の１９７０年ごろにはじまりました。

報告では、糖尿病患者では10年後に20％の人が亡くなっていましたが、健康な人が20％亡くなるのには20年を要しました。この40年以上前の研究結果にもとづき、糖尿病は10年寿命が短いといわれているのです。

それでは最近の研究結果ではどうなっているのでしょう。２０１６年になってアメリカから糖尿病患者と糖尿病でない人の寿命を比較した研究結果が発表されました。

この研究は50歳以上の２万人を１９９８年から２０１２年にわたって追跡し、寿命を比較しています。結果は50歳の糖尿病患者で寿命が４・６年短く、６～7年早く合併症のため生活に支障が出ると報告されています。

どうやら最近のデータでは10年寿命が短いということはなく、糖尿病患者の寿命は延びているように思われます。しかし、ここには少し問題があります。40年前の研究と最近の研究では糖尿病の基準が異なるからです。

40年前の研究で糖尿病でないとされた人の一部は、最近の基準では糖尿病と診断されたりします。つまり、この間の糖尿病患者の寿命の改善は、より軽症の人が糖尿病と診断されるようになったための、単なる診断基準の相違によるものと考えられ、糖尿病患者の寿命自体が延びているかどうかはあやしいところです。

ただ**現在の糖尿病の基準で診断された人の寿命は5年くらい短い**というのは妥当《だとう》なデータでしょう。

データにもとづいて議論することは重要ですが、人間の生死にかかわる研究は、結果が出たころには世の中が変わってしまっていることがよくあります。

糖尿病のように慢性《まんせい》的に徐々に進行する病気では、一定数の人が亡くなるまでに何十年も要します。そのため、最近のデータを利用できないことがよくあります。

また、古いデータを現在に当てはめるときにはいろいろ注意が必要ですし、古いデータを現在のデータと比べるときも、その違いが病気そのものの変化とは限らず、違いをもたらす多くの要因を検討する必要があります。

こうしたことを理解したうえで、研究で得られたデータを個別の患者さんに利用していくことが、医師には求められていると思っています。

糖尿病の怖さは合併症にあり

軽症の糖尿病患者と健康な人の寿命にはあまり差がないわけですが、だからといって放っておいてもいいわけではありません。糖尿病には多くの合併症があるからです。**糖尿病には、三大合併症**と呼ばれるものがあります。**網膜《もうまく》症、腎《じん》症、神経障害**です。

網膜症は目の合併症で、目の網膜という部分に出血し、視力に影響が出ます。悪化すると失明することもあります。

腎症は、初めは尿にタンパクが出て足がむくむなどネフローゼという状態になりますが、さらに進むと最終的には腎臓の機能が失われ、人工透析《とうせき》が必要になります。人工透析の原因となる病気として、もっとも多いのが糖尿病です。

神経障害は、手足がしびれたり感覚が麻痺《まひ》したりする症状で気がつきます。神経の麻痺が進行すると、やけどや傷に気がつかず悪化させてしまったり、足を切断しなくてはいけなくなったりすることもあります。

これらの合併症がどれくらいの率で起こるのかですが、平均年齢54歳の糖尿病と診断された、**ＨｂＡ１ｃが平均８％くらいの患者では、診断後10年で３・５％が片目を失明し、０・８％が人工透析になり、１・６％が足首以上の足の切断手術を受けた**、という報告があります。

この人たちは、診断後に糖尿病を放置していたわけではありません。食事や運動療法をおこない、血糖値が２７０㎎／dlを超えるようなら薬を使うなどの治療をした人たちです。それでも合併症になるのですから、**放置してＨｂＡ１ｃが９％や10％となっている人たちでは、さらに高率で合併症が起きてくる**と考えられます。

寿命が同じでも、合併症を起こすと生活の質がいちじるしく落ちることになります。３つの合併症となるリスクを考慮すれば、糖尿病は放っておかないほうがいいのです。単に長生きするのでなく、**日々の生活の質を維持するためにも、糖尿病を治療すること**がすすめられています。

糖尿病の患者では、網膜症がないか、尿にタンパクが出ていないか、足の血管が詰まっていないか、などの診察を定期的に受ける必要があります。

血糖値チェックも大事ですが、それよりも、**目や腎臓、神経の定期的な検査を欠かさない**ことが、合併症でひどい目に遭《あ》わないためにとても重要なことなのです。

糖尿病の合併症リスクの読み方

糖尿病患者は、目や腎臓などの細い血管に異常が出るだけでなく、心臓や脳の動脈など太い血管の動脈硬化も進みやすいことが知られています。

心臓の血管で動脈硬化が進むと心筋梗塞《こうそく》、脳では脳梗塞、足では閉塞《へいそく》性動脈硬化症という病気につながります。糖尿病を放っておくと、心筋梗塞や脳梗塞など血管が詰まる病気になりやすいのです。

どのくらいリスクがあるかというと、**糖尿病患者は糖尿病でない人に比べ、心筋梗塞で2～4倍、脳梗塞で4倍危険**という研究結果が報告されています。

4倍と聞くと、かなり危険度が高い感じがするのではないでしょうか。

糖尿病患者1000人について、1年にどのくらいの人に心筋梗塞や脳梗塞が起きるかに関して、2011年に日本からふたつの研究が報告されています。

これによると、心筋梗塞は1000人中9・6人と4・4人、脳梗塞は同6・3人と3・1人です。どちらの研究でも1000人あたり10人に満たないという結果になりました。

10年間追跡されているわけではないので推定ですが、10倍すればおおよそ10年間で１０００人あたり１００人弱が発症することになります。

つまり、**90％の人は10年たっても合併症を起こしていません。**この結果をみると、それほど危険ではないという気がしてくるのではないでしょうか。

目や腎臓の合併症なども含めるとどうでしょう。糖尿病の合併症全体がどれくらい起こってくるかは、１９９８年にイギリスから報告された研究結果があります。

ＨｂＡ１ｃが平均８％の糖尿病患者で、目や腎臓、心臓、脳、手足の血管を含むすべての合併症が１年間で１０００人中46人と報告されています。

つまり、**すべての合併症を合わせても、１年間で20人に１人くらいしか発症していない**ということがわかります。

ただし最初に書いたように、糖尿病でない人ではこうした合併症による病気をその半分から４分の１しか発症しないわけで、糖尿病でない人が40～80人に１人しか発症しない病気を、糖尿病患者は20人に１人発症しているわけです。

糖尿病がどれくらい危険な病気なのか、少しはわかっていただけたでしょうか。なかなかむずかしいですよね。

糖尿病にはのんびり向き合う

糖尿病の人は心筋梗塞や脳梗塞を糖尿病でない人より4倍くらい起こしやすいのですが、これは**糖尿病がコレステロールや血圧が高いことと同じようなもの**だ、ということでもあります。

コレステロールや血圧が高い人の多くが何の症状もなく心筋梗塞や脳梗塞になりやすいのと同じように、糖尿病の人も多くは無症状で、目や腎臓が悪くなりやすく、心筋梗塞や脳梗塞になりやすいのです。

治療の面でも、コレステロールや血圧を下げて合併症を予防することが重要なように、血糖値を下げることが大切です。

コレステロールや血圧が高いことや糖尿病は、病気というより病気を起こすリスクのひとつといったほうが正確です。

「いままで血圧が高いことが一度もなかったのに、今日、血圧を測ったらいままでになく高くて心配になった」と医療機関を受診する人が多くいます。血圧が上がると、「脳卒中になってしまうのではないか」と心配されるわけですが、一時的に血圧が高くなっても、それほど心配はいりません。

脳卒中は、血圧が高い状態が「年」の単位で長くつづいた場合に起きやすくなるのです。**血圧が高いことがいますぐ病気につながるのではなく、将来の病気のリスクになっている**ということです。「血圧が高いけど、いまはなんともないから大丈夫」という人がいますが、そうではないのです。

糖尿病も年の単位で合併症が起こってくるわけですから、コレステロールや血圧と同様、病気のリスクです。

つまり、**糖尿病だからといって、すぐに合併症が起こって大変なことになるわけではないので、のんびり向き合っていけばいい**のです。

もちろん、「いまはなんともないから大丈夫」といって何年も放っておくのはのんびりすぎますが、多くの患者さんはあわてすぎているように思うのです。

血糖値を下げれば合併症にならないか

糖尿病の治療は、血糖値を指標におこなわれます。普段の血糖値やＨｂＡ１ｃが正常に近づけばＯＫ、正常から離れて高くなるようならダメ、というのが基本です。

このため、糖尿病の治療をおこなっている人は、検査結果に一喜一憂という方が多いのではないでしょうか。また、多くの医者は血糖値やＨｂＡ１ｃの数値を基準に治療がうまくいっているかどうかを判断しています。

しかし、これまでにおこなわれたさまざまな研究結果を見ると、血糖値を下げるだけでは、予想されたほど合併症を予防することにつながらないという事実が示されています。

血糖値を下げる飲み薬やインスリン治療による合併症の予防効果を検討した最初の研究が、１９７０年に報告されています。これはランダム化比較試験という質の高い研究です。この研究では、飲み薬やインスリン治療で血糖値が下がったにもかかわらず、糖尿病の合併症が減るどころか、むしろ増えたというものでした。

トルブタミドという飲み薬を使ったグループでは、心筋梗塞や脳卒中による死亡がプラセボ（偽薬）のグループより3倍多いという結果でした。また、インスリン治療をしたグループもプラセボのグループより合併症による死亡がやや多くなっていました。

いまから40年以上も前に、**血糖値を下げれば、糖尿病の合併症が減るわけではない**ということが示されていたのです。

こうした研究結果があったにもかかわらず、とにかく薬を使って血糖値を下げるべきとする治療がつづけられてきました。しかも、この研究結果が出た後、30年近くのあいだ、薬やインスリンで血糖値を厳しく管理することで、合併症が予防できることを示した研究は発表されませんでした。

血糖値を下げる治療により合併症をある程度減らすことが複数の研究で示されたのは、90年代後半からです。しかし、血糖値を下げても合併症が減らなかったり、死亡が増えたりしたという研究結果はいまも出ています。

血糖値を下げたからといって、すべての合併症が予防できるわけではなく、**血糖値だけを指標にしていては糖尿病の治療はうまくいきません。コレステロールや血圧、禁煙、体重など多くの指標が重要です。**これらの指標を参考にして、どう治療していけばいいのか明らかにしていきたいと思います。

血糖値はとにかく正常化すべきか

血糖値を下げる治療で合併症をある程度減らせることが１９９０年代後半の研究で示されたと書きました。これはイギリスの研究で、98年に報告されたものです。この研究では網膜症や腎症、神経障害に加え、心筋梗塞や脳卒中などの合併症全体の予防効果が示されました。

研究は87年、３８６７人が参加してはじまりました。参加者の空腹時の血糖値は平均１４４で、当時、イギリスで正常値とされた１０８以下を目指して、インスリンか経口糖尿病薬で積極的に治療するグループ（２７２９人）と、２７０を超えるまでは積極的な治療をしないグループ（１１３８人）に分け、合併症の減少効果を比べました。

現在は、過去１〜２ヵ月の血糖値の平均であるＨｂＡ１ｃが糖尿病の指標のひとつとして使われており、**研究で積極治療をしたグループは、ＨｂＡ１ｃを８％から７％程度まで下げることを目指した**と考えてもらえればわかりやすいと思います。

研究は当初、薬で血糖値を下げることで合併症全体が40％くらい減少することを見込んで開始されました。しかし、研究が進むにつれてわかったことは、糖尿病の人に積極的に治療して血糖値を下げても、40％の合併症が予防できる効果はないということでした。

そこで、研究者たちは方針を変更。新たに研究に参加してくれる患者をつのり、さらに長期に観察することにしました。そのかいあってか、当初予想していた40％をはるかに下回るものの、97年の時点で12％の合併症の予防効果が示されました。

その時点で研究は中止され、薬物治療により糖尿病の合併症が予防できたことを最初に示した研究結果として公表されました。

結果を詳細に見てみると、ＨｂＡ１ｃが８％の患者に経口薬やインスリンで治療をおこない、７％程度まで下げた効果は、**１年に４・６％の合併症の発症率を４・１％に減らす程度でした。**この０・５の差をみなさんはどう思いますか？

この結果から、**ＨｂＡ１ｃが８％の人は、積極的に治療しないという方法もあんがい悪くないと思います。**

私の考えは、「血糖値をとにかく正常化させよう」とする多くの糖尿病の専門医の人はなかなか受け入れにくいかもしれません。しかし、**これまでの論文をみるかぎり、「正常血糖値を目指して厳しく薬物治療をすべきだ」という研究結果は示されていないのです。**

糖尿病治療に「遺産効果」はあるか

糖尿病治療において、「遺産効果」という考え方があります。これは、前述したイギリスの研究に参加した患者を、その後10年にわたって追跡した結果にもとづいているものです。

糖尿病は、発症直後から薬やインスリンで厳しい治療をすると、その効果は10年を経過した後も持続していて、途中から厳しい治療をしても追いつけない「遺産効果」があるという考え方です。

今回はその「遺産効果」が実際どれくらいあるのか、具体的な数字でみてみたいと思います。

「遺産効果」の研究は、ＨｂＡ１ｃを８％から７％程度に下げる厳しい治療（積極治療）をおこなったグループと積極治療をおこなわなかったグループを比較し、治療による予防効果が明らかになった後の話です。積極治療をおこなわなかったグループにも10年遅れて７％を目指して厳しい治療をおこない、最初から厳しい治療をしていたグループと合併症の発症率を比較しています。

最初の研究開始から20年、ふたつのグループに同じ治療をして10年での結果は、網膜症や腎症、神経障害、心筋梗塞、脳卒中などの**合併症の発症率は、**当初、積極治療をおこなっていなかったグループで年率５・２％、最初から厳しい治療がおこなわれたグループで年率４・８％。四捨五入すれば、**どちらも年率５％くらい**ですから、たいして差がないようにも思えます。

ただ、最初の研究で出た合併症の予防効果も、積極治療をおこなわないグループで年率４・６％の発症率を、厳しく治療することで年率４・１％に減らすという効果です。たしかに「遺産効果」はそれほど目減りすることなく残っているということでしょう。しかし、これが「遺産効果」と呼ばれるものの実態です。

遺産はある、たしかにそうかもしれません。しかし、実際どれくらいの遺産があるかについてきちんと数字で確かめておくことは重要です。

もう一度くり返しておきましょう。10年程度、ＨｂＡ１ｃを７％にまで下げる厳しい治療をしても、積極的に治療をおこなわなかった場合と比較して、その後10年の経過の後も、**年率５・２％の合併症を４・８％に減らすくらいの「遺産効果」**ということなのです。

この遺産をたいしたものだと考えるか、これっぽっちと考えるか、みなさんにも問いかけたいと思います。

肥満の糖尿病患者の第一選択薬

糖尿病の薬には多くの種類があります。インスリン、スルホニル尿素（ＳＵ）剤、メトホルミン、ピオグリタゾン、ＤＰＰ‐４阻害《そがい》薬、ＳＧＬＴ２阻害薬などです。

これらのなかで、**合併症予防効果がもっとも明確に示されているのがメトホルミン**です。この予防効果は、これまでも紹介してきたイギリスの研究で１９９８年に論文として報告されています。

この研究は、参加した糖尿病患者のうち、医学的に肥満と判定される肥満度20％以上の糖尿病患者を対象に、メトホルミンで厳しく治療するグループと、当初は薬物治療を厳しくおこなわないグループで、合併症全体を比較しています。

結果は**年率4・3%の合併症が同3・0%に減る**というものでした。これはインスリンやSU剤で治療したグループの同4・0%よりも大きな効果です。

ただHbA1cでみると、メトホルミンで治療したグループは7・4%、インスリンやSU剤は7%で、血糖値を下げる効果としては他の治療より弱かったのです。

これは、血糖値を下げることが合併症予防にそのままつながっていないという事実を示しています。**インスリンやSU剤で7%まで血糖値を下げるよりも、メトホルミンで7・4%ぐらいに下げた治療法が合併症予防の点では勝っていた**のです。

この研究では、さらに注目すべき結果が示されています。当初、SU剤で治療されたにもかかわらず血糖値が十分に下がらなかった患者に対し、メトホルミンを追加して治療しているのですが、そのグループでは合併症の予防効果が示されるどころか、むしろ合併症が増加していたのです。

この結果の解釈はむずかしいですが、少なくとも**2種類の薬を使うよりは、最初からメトホルミンのみで治療したほうがいい**ということはいえそうです。

この論文が出たのが1998年ですから、その時点で、**肥満のある糖尿病患者の第一選**

択薬はメトホルミンということを研究結果は示したわけです。しかし、現実の臨床はなかなかそうは動きませんでした。

最近になってようやく第一選択薬の立場を得つつありますが、いまだメトホルミンの治療を受ける前に別の薬を複数飲んでいる人も少なくないでしょう。

そうした治療は、研究結果を無視した、20年近く遅れた治療といえるのです。

糖尿病薬は合併症予防効果があるものを選ぶ

糖尿病の治療薬のうち比較的新しいもののひとつがDPP－4阻害薬です。この系統の薬だけでも、ジャヌビア、グラクティブ、エクアなど多くの種類が発売されています。

私はこのDPP－4阻害薬をほとんど使いません。なぜかといえば、**これらの薬には血糖値を下げるという研究結果しかなく、網膜症や腎症などの合併症を予防したという研究結果が示されていない**からです。

このDPP－4阻害薬についての研究結果を紹介しましょう。

この研究は現在すでに他の薬で治療している糖尿病患者に対し、DPP－4阻害薬を使うグループとプラセボを使うグループを比較して、心血管疾患に差がないことを検証するという研究です。

この研究はおかしいと思いませんか？　プラセボと比べて差がないことを検証するとはどういうことでしょうか。ＤＰＰ－４阻害薬は１錠何百円もする高価な薬です。それがプラセボと同等であったとしたら、けっして使ってはいけない薬の気がします。

この研究では仮説どおり、ＤＰＰ－４阻害薬はプラセボと同等の安全性が確認され、安全な薬として宣伝されています。

安全性が確認されることが重要なのは、「合併症予防効果がある」ことが前提になっています。「合併症予防効果があるうえに、プラセボと同等の安全性」ということになれば、その薬は安心して使えるわけです。

しかし、**ＤＰＰ－４阻害薬ではいまだ血糖値を下げるという研究があるのみ**で、合併症を予防したという論文はありません。**脳卒中や心臓病に関しては「プラセボと同等」、つまり「効果なし」**ということが示されています。

いまや圧倒的に多く使われているＤＰＰ－４阻害薬ですが、その研究結果はまったくみじめなものです。

先にお伝えしたように、**メトホルミンという安くて古くて合併症予防効果が明らかな薬**もあります。メトホルミンが処方されず別の薬が処方されている患者さんは、まずメトホルミンに変更できないか、主治医と相談してみてはいかがでしょう。

効果だけでなく害もある薬に注意

ＤＰＰ－４阻害薬以後も糖尿病の新薬が発売されています。ビクトーザ、ビデュリオンなどのＧＬＰ－１受容体作動薬、スーグラ、フォシーガ、カナグルなどのＳＧＬＴ２阻害薬というふたつのグループがあり、どちらも糖尿病合併症についての効果を検討した論文が発表されています。

いずれの研究も、糖尿病患者を対象に、これまでの治療に対して新しい薬を追加する群とプラセボとを比較して、心筋梗塞や脳卒中などの心血管系の合併症に対する効果を検討しています。

まず、ＧＬＰ－１受容体作動薬である**セマグルチドについて**の結果を紹介しましょう。週に１回の注射を２年間おこなった結果、**脳卒中や心筋梗塞などの合併症の発症率は**プラセボのグループで年率８・９％に対し、セマグルチドのグループで６・６％。これは**１００人の合併症が74人へと26％少なくなる**ということです。

しかし、**糖尿病性網膜症という目の合併症で見ると、**プラセボのグループの年率１・８

％に対し、セマグルチドのグループで３％と、**１００人の網膜症が１７６人まで多くなる**という結果だったのです。

もうひとつは、ＳＧＬＴ２阻害薬**カナグリフロジン**の効果を検討した研究です。ＧＬＰ－１受容体作動薬同様、**心筋梗塞や脳卒中の発症率に関しては、**カナグリフロジンの投与で年率３・２％から２・７％まで**少なくなるという効果がある一方、**糖尿病による足の壊疽《えそ》のために足の切断になった人の発症率が０・３４％から０・６３％へ、骨折が１・２％から１・５％に多くなるという結果でした。

セマグルチドとカナグリフロジンで、**網膜症や足の切断、骨折が増える**理由についてはいまだはっきりしていません。

たまたまの偏《かたよ》った結果が出ただけかもしれません。ただ、たまたま偏った結果が出ただけという「確証」もありません。

しかし、これらの結果を平たく表現すれば、これまでの治療に対して、ＧＬＰ－１受容体作動薬やＳＬＴ２阻害薬を追加すると、血糖値が少し改善し、心臓や脳の合併症が予防できる反面、網膜症や足の切断という別の合併症の増加の危険があるということです。追加するかどうかは、個別の状況でよく相談して決めたほうがよいでしょう。

「血糖値が高いですから薬を追加しましょう」という医師からの申し出に対しては、次のことを尋ねてみましょう。

・どんな薬か
・どんな値段か
・どんな効果と、どんな害の可能性があるのか

ここで紹介したような論文を説明してくれるような医者なら、よく相談にのってくれると思います。血糖値が高いんだから言うことを聞いて薬を増やせばいいのだ、というような医者にはかからないのが賢明です。

第6章

健康診断のはなしのウソ・ホント

病気の最大の危険因子とは？

家庭医の重要な仕事のひとつに健康診断があります。私の診療所を訪れる人の約5％が住民健診や職場健診、乳児健診を受けにくる健康な人です。

健康診断はよく「健診」と略されますが、同じ「けんしん」には「検診」というのもあります。読み方はまったく同じですが、このふたつは別のものです。

健診＝健康な人の健康チェックをして健康を維持していくためのもの
検診＝特定の病気を早く見つけて早く治療するためのもの

身長や体重を測って肥満度を計測するのは「健診」、がんを早く見つけて早く治療しようというのは「検診」です。

血圧や血糖値を測るのも、高血圧や糖尿病を病気ととらえれば検診ということもできますが、一般的には高血圧や糖尿病は病気そのものというより、その後の合併症を起こす危険因子《いんし》という面が強く、健診に分類されるのが普通です。

危険因子とは、原因そのものではないものの、病気が起こる確率を高くする要素です。たとえば、**高血圧は脳卒中の原因ではありません。危険因子のひとつです。**高血圧の人が全員、脳卒中になるわけではありませんし、高血圧でない人がだれも脳卒中にならないわけでもありません。

確率的にいって、血圧が低い人に比べて高い人のほうが脳卒中になる危険が高いだけです。だから、その高血圧という状態、つまり病気の危険因子を早く見つけ、脳卒中などの病気になる前に対処しようというのが健診の目的です。

もうひとつ、病気の危険因子の例を挙げましょう。年齢です。脳卒中は年齢を経るにしたがって増える病気ですから、年齢も危険因子のひとつです。

年齢はほとんどの病気に対して、最大の危険因子のひとつです。どれくらい強力かというと、**上の血圧が１８０㎜Hgの50歳の人よりも、血圧が正常な80歳の人のほうがはるかに脳卒中の危険が高い**ことがわかっています。高血圧より年齢のほうが強力な危険因子だというわけです。

ただ、年齢が増えるのは止めることができません。対処が不能な危険因子です。こうした対処不能な危険因子は、いくら強力であっても健診の対象にはなりません。当然ですが。

高血圧が危険因子として健診の対象になるのは、**脳卒中予防効果のある降圧薬による治**

療の存在が最低限の必要条件です。単に危険因子というだけでは健診の対象にはならないのです。

当たり前と思われるかもしれませんが、これは健診について考えるうえで重要なことのひとつです。

健診でなぜ血圧を測るのか

「高血圧は無症状なので、早期発見・治療が重要。脳卒中になってからでは遅い。とにかく健診での血圧測定が重要である」

多くの人はそのとおり、と思うのではないでしょうか。では、この当たり前に思われる**健診における血圧測定について、本当に必要があるかどうか**疑ってみることにしましょう。

健診を実施するにあたって、ふたつの必要条件があります。（1）正常・異常の明確な境目が設定できる、（2）有効な治療方法がある、です。高血圧について、このふたつをチェックしてみます。

まず、後者の「有効な治療方法があるかどうか」です。

多くの血圧を下げる薬があり、単に血圧を下げるだけでなく、その後の脳卒中や心筋梗《こう》塞《そく》、心不全《しんふぜん》などの合併症を少なくすることがわかっており、条件を満たすことになります。

ただ、血圧の薬の効果は、上の血圧が160㎜Hg以上の人を対象にして検討した研究がほとんどです。160未満の軽症の高血圧では、はっきりわかっていない面があります。

もうひとつの「正常・異常の明確な境目」はどうでしょう。これはじつに微妙な問題です。

血圧と脳卒中との関係で考えると、高ければ高いほど脳卒中の危険が高いのは事実ですが、**この値《あたい》を超えると急に脳卒中の危険が高くなるという明確な境目はありません。**健診で、血圧を下げて合併症予防が証明された値を流用するのはきわめて現実的なやり方です。

ただ、前述したように血圧の薬の研究は上の血圧で160以上の患者を対象にしたものが大部分ですから、治療効果がはっきりしている160以上を高血圧としようということになります。実際、以前の健診ではそのような基準が一般的でした。

しかし、最近の高血圧基準は130以上が採用されることが多く、はるかに多くの人が血圧高めとチェックされるようになっています。

そもそも、なぜ130の基準が設けられたのでしょう。

私が知る限り、人を対象にした血圧治療の研究で、血圧が140～160についての研究はいくつかありますが、130～140の研究は見たことがありません。

130という基準は治療効果とリンクして決められたものではなさそうです。なんだか、なんとなく決められた基準のように思われます。

血圧を測ることは重要ですが、血圧値のどこを境目に設定するかは、じつはとてもむずかしい問題なのです。

判定に使えない基準値をなぜ決める?

日本人間ドック学会と健康保険組合連合会が2014年4月、健診結果についての新基準値を発表しました。血圧などの基準を緩和《かんわ》したものでしたが、この新基準値はどうやって決めたのでしょうか。

資料には、2011年に人間ドックを受診した約150万人のなかから、重大な既往歴(がんや肝臓病、腎臓病)がない、薬物治療をしていない、BMI(体格指数=体重「キロ」を身長「メートル」の2乗で割った数値)25未満、たばこを吸わない、1合以上飲酒しない、血圧が130/85未満、などの条件を満たした30~65歳の健康な約1万~1万5000人の検査値から基準範囲を決めたと書かれています。

このうち、血圧とBMIの新基準値は基準となった人の条件からそれぞれのしばりを外して解析《かいせき》し、設定したとあります。

つまり、この新基準値は、現時点で「健康」と考えられる人がどれくらいの範囲にあるかを示すものといえます。**将来、どういう病気になるかという視点はここにはなく、健診の判定基準としては利用できない**場合が多いものです。

健診は、もともと健康な人のなかで治療が必要な人を見つけ出すためにおこなうものです。たとえば、高血圧の人は現時点では健康ですが、将来起こすかもしれない脳卒中の予防のため、健康なうちに高血圧の人を見つけて治療しましょうというわけです。

このため、現時点で健康な人から導き出された基準値を用いて、正常と異常の境目として治療するかどうかを考えるわけにはいかないのです。

今回の新しい基準値が「正常と異常の境目を示したものではない」ということは、この基準値を取り上げる際にもっとも強調しなくてはならないことです。

実際、人間ドック学会の判定区分（健診後の精査を勧めるかどうかの区分）にこの基準値が使われているわけではありません。たとえば、血圧の基準値は上が１４７、下が94ですが、今回改定された判定区分では上が１３０、下が85未満を「異常なし」としており、新基準値が使われているわけではありません。

不思議なのは、**判定区分に利用するわけでもないのに、なぜ、新たな基準値を大々的に発表したのか**ということです。私にはこの理由はわかりません。ただ、こう考えられないでしょうか。

健診基準が厳しいと異常者が多くなり、医療機関の受診者が増えます。それが健康保険を圧迫するため、健診異常者に「いまの数値を超えていても大丈夫」という印象を与え、受診を抑制してもらおう……。

まあ、これはほんの推測にすぎませんが、ありえない話ではないかもしれません。

上の血圧140は高血圧か？

健診で血圧を測るにあたって、正常と異常を区別する境目が、じつは明確ではないということをこれまで示してきました。しかし、「だから血圧の健診は意味がない」といっているわけではありません。

血圧が高ければ高いほど脳卒中の危険が高いことや、**上の血圧が160㎜Hg以上の人に関しては降圧薬治療によって脳卒中の危険が少なくなることは明確に示されています。**

160を基準に高血圧の健診をするのは、健診のふたつの必要条件――正常・異常の明確な境目の設定と有効な治療方法――を十分に満たすものです。

では、基準を140にした場合はどうでしょう。140以上160未満の人を対象にした研究結果のまとめを見てみます。

この研究は、ランダム化比較試験（被験者を、治療をおこなうグループとおこなわないグループに無作為に分け、評価する方法）をまとめたメタ分析（複数の研究結果を統合し、より信頼性の高い結果を求める解析《かいせき》手法）という質の高いものです。

脳卒中については、降圧薬治療で１００の脳卒中が51まで少なくなるという結果です。

脳卒中の危険が半分になるのですから、十分に効果がある結果のようにも思えます。しかし、この論文の著者らは**「治療効果は明らかでない」**と結論づけています。これはどういうことでしょうか。

脳卒中になった実際の人数を論文から抜き出してみましょう。

脳卒中が起きたのは、治療グループで３０１２人中10人、治療しないグループで３０４９人中20人でした。たしかに治療グループの脳卒中は治療しないグループの約半分ですが、その率はきわめて低く、０・６％が０・３％になっているにすぎません。

この試験は２～５年間の治療を検討したもので、**上の血圧が１４０くらいの人は治療しなくても数年のあいだに脳卒中を起こす人はほとんどいない**ことを示しています。

この結果から、上の血圧が１４０の人に「放置すると脳卒中になりますよ」というのは、少し極端な意見のような気がします。

しかし、**実際の健診では異常とする境目を１４０から１３０へ、さらにその下へ……とどんどん厳しくする傾向**があります。これはどういうことでしょうか。

ひとつには、ひとりでも脳卒中の患者を減らしたいという願いから、より低い値に設定しているのかもしれません。また、境目を低くすることで、より多く必要となる治療薬を公費で提供できる社会の豊かさもあるでしょう。

あるいは、より多くの人に降圧薬を飲んでもらいたいメーカーの意向が反映されているかもしれません。

つまり、**高血圧の境目は科学だけでなく、社会の状況によって決められている**のです。

性別や年齢によって判定基準は変わる

人間ドック学会の基準値変更は、その後思わぬ方向に独り歩きしはじめました。「いままでの基準値は厳しすぎた」「これまで異常値だった人が正常値になる」という論調の雑誌や新聞の記事が目につきました。

読売新聞（２０１４年5月6日付）も社説でこの問題を取り上げ、「健診の基準緩和　薬剤費の削減につながるか」という見出しで、基準変更を歓迎する旨の記事を載せていました。どうやら、**新聞も週刊誌も、基準値を判定基準と誤解しているよう**です。

この社説を読んでいくと、さらに大きな誤解があることがわかります。「性別や年齢によって心臓病や脳卒中になるリスクが異なることを考えれば、適切な措置である」とあるのです。これはまったくの誤りです。

先にも書きましたが、**この基準値は**リスクをもとにして決められたものではなく、現在健康と判断できる人を集めて、その範囲を調べた基準です。現在健康な人でも、明日心臓病や脳卒中になるかもしれないわけで、**将来の病気のリスクはまったく考慮されていないのです。ゆえに、正常と異常を判断するための値ではありません。**

たとえば、女性のＬＤＬコレステロールの基準値は年齢が高くなるにつれて高くなっていますが、脳卒中や心臓病のリスクも年齢にしたがって増加します。**リスクを考えれば、リスクの高い高齢者で基準値を下げなければいけない**わけです。しかし実際に発表された基準値の上限は、30〜44歳で１５２、45〜64歳で１８３、65〜80歳で１９０と、値が上がってきています。このことからしても、基準値がリスクを反映していないことは明らかです。

リスク評価は、現在健康な人たちを10年、20年と追跡し、どのくらいの血圧やコレステロールの人で、心臓病や脳卒中がどれくらいの割合で起こるかを調べて、初めて明らかになるものです。

こうした研究で有名なのは、日本では福岡県久山町《ひさやままち》でおこなわれた久山町研究です。私の母校の自治医科大学でも「自治医大コホート研究」というものがおこなわれており、性・年齢別のリスク評価がなされています。

自治医大のコホート研究によれば、40代女性では、血圧、コレステロールの値にかかわらず、心筋梗塞は10年で1％未満となっています。それに対して70歳以上では、血圧160以上、総コレステロール260以上で、10〜20％です。

40代では判定基準を決められないほど心筋梗塞が少なく、70歳以上では、血圧160以上、総コレステロール260以上では、40代の10倍以上リスクが高いということがわかります。

判定基準はこのようなデータにもとづくべきです。

大新聞の社説が先のようなありさまです。正常・異常の境目がどのように決められているかを理解するのは、そうとうむずかしいことなのです。

正常血圧の人でも予防は大切

最初に質問です。上の血圧が１６０㎜Hg未満のグループと１６０㎜Hg以上のグループでは、どちらの人が多く脳卒中になるでしょうか。

「そんなの１６０以上のグループに決まっている」と思うかもしれません。しかし、本当にそうでしょうか。一緒に検証していきましょう。

たとえば、１６０以上のグループが１６０未満のグループに対して、4倍くらい脳卒中になりやすいとしましょう。なんだ、すでに答えを書いているじゃないか、と思われるかもしれません。

しかし、これは4倍危険というだけで、脳卒中になる人の数が多いわけではありません。ここで**問題にしたいのは、脳卒中となる人の絶対数**です。

たとえば、血圧が１６０以上の人が全体の20％とすると、１０００人中に２００人いることになります。残りの８００人は１６０未満です。

１６０未満の人で1年間に脳卒中になる人が仮に1％とすると、１６０以上ではその4倍ですから、1年間では4％の人が脳卒中になることになります。

以上の数字をもとに、それぞれのグループで1年間のうちに何人が脳卒中になるかを計算してみましょう。

１６０未満のグループでは、８００人の1％で8人の脳卒中が発生します。１６０以上では200人の4%で同じく8人の発生です。

なんと、**ふたつのグループから発生する脳卒中の数は同じ**なのです。

ここではわかりやすくするために仮定の数字を用いましたが、実際の数字からそれほどかけ離れた数字ではありません。このことを健診につなげて考えてみましょう。

血圧160以上の人たちだけを対象にして脳卒中の予防対策をしても、将来起こってくる脳卒中全体の半分しか対象にしていないことになります。脳卒中の半分は160未満の人から発生するからです。

健診は判定基準を超えた危険度の高い人だけを対象にして対策を立てるものです。これとは別に、健診をせずに、血圧が高い人も低い人もひっくるめて全体に対して対策を立てるという方法があります。

たとえば、全対象者に減塩指導や運動をすすめるというやり方です。この方法は境目を決める必要がなく、**正常血圧者から発生する脳卒中の予防も考慮する**という点で、健診よりも大きな効果をもたらすかもしれません。

とくに血圧が低ければ低いほど脳卒中が少ないということを考慮すれば、境目を設けないで全体に減塩をおこなうというのはかなり有望な方法です。

基準値はあんがい適当に決められる

人間ドック学会が発表した基準値がどういうものかを知るため、今回は正常と異常の境目を決めるときの考え方を紹介しましょう。

まず、今回の人間ドック学会の基準値でも採用された**「パーセンタイル」**について。これはデータを順番に並べて、極端に大きかったり小さかったりする数値を除いた真ん中の90％や95％を正常としようというものです。

「データの平均と標準偏差（データのばらつきの指標）」を用いることもあります。代表的なものは**偏差値**ですが、偏差値50が平均値で、30と70は標準偏差の2倍平均から離れていることになります。これを基準値に利用する場合、たとえば「平均から2倍以上離れているものを異常としよう」というようなやり方です。

高血圧やコレステロールの基準値は**「危険因子」**の考えにもとづいています。血圧が高い人は脳卒中の危険が高いわけですが、ある境目を設定する際、その値《あたい》未満の人に比べて、その値以上の人が何倍か脳卒中になる危険が高いところを境目にしようという考え方です。危険とする境目を何倍におくかは、適当に決めるしかありません。

「文化的な嗜好《しこう》」もあります。たとえば「やせのほうがより正常」とするような考えです。危険因子の考えでは、死亡率がもっとも低いのはＢＭＩ25くらいですが、日本では一般的にこれらの人の見た目は太っているとされ、もっとやせたほうが健康と考えるものです。

「診断の確定」による境目もあります。たとえば、インフルエンザかどうかを判断する際、可能性が低くてもインフルエンザと診断することもあります。できるだけ流行を防ぐため、5％とか10％の可能性でもインフルエンザと診断し、隔離するというようなやり方です。

「治療効果」を使う場合もあります。血圧の薬で治療して脳卒中が予防できるかを検討した研究の多くが１６０以上を対象としています。これは「１６０以上は治療効果がはっきり出るので、１６０以上を異常としよう」というように、治療効果が明確なところを境目とする考え方です。

ほかにも正常と異常を分けるための多くの方法があります。こうしたいろいろな考えを知れば、「正常と異常の境目を決める絶対的な方法はない」**「基準値はあんがい、その場その場の価値観で適当に決められることもある」**ということが理解しやすいのではないでしょうか。だから、基準値にそれほどしばられなくてもいいのです。

健診を受けたほうが長生き？

一般的な住民健診は受診者の健康をどれほど改善しているのでしょうか。住民健診の効果を検討した研究結果をご紹介しましょう。

この研究は１９６３年から92年までに発表された９つのランダム化比較試験を統合した「メタ分析」という質の高い手法でおこなわれています。

健診の方法はさまざまで、血圧、コレステロール、肥満度の評価はほぼすべての研究でおこなわれています。一方、血液検査の項目、がん検診の有無、追跡期間についてはさまざまです。

結果は、**平均９年間の追跡で、健診受診グループで１００の死亡に対し、健診をしないグループでも99の死亡が発生**していました。つまり、寿命に対して健診の効果は示されていませんでした。

統計学上、十分意味があるといわれている「95％信頼区間」という指標でも、１００の死亡が95まで減るかもしれないし、１０３まで増えるかもしれないという結果です。これは**健診を受診してもしなくても寿命には差がなかった**ということです。脳卒中、心筋梗塞、心不全、がんによる死亡でも同様な結果でした。

以前にも指摘しましたが、健診を実施するには、

（1）正常・異常の明確な設定ができる

（2）有効な治療方法がある

というふたつの条件を満たす必要があります。

しかし、この研究結果を見る限り、**一般的な住民健診では**正常と異常の境目が明確でないばかりか、**治療した場合の効果も示されていない**といえそうです。

もちろん、この研究結果にはさまざまな問題点があり、多くの批判が寄せられています。もっとも多くなされた批判は「研究がおこなわれた時期が古く現在には当てはまらない」というものです。

たしかに、20年以上前の研究はちょっと古いと思うかもしれません。しかし、古い降圧薬と新しい降圧薬で効果に差がないことが示されているように、古い研究だから効果がないというわけではありません。

また、20年以上前は血圧を測るには健診に行く必要がありました。いまは健診に行かなくても、家庭や薬局などいろいろなところで血圧を測ることができます。

健診以外で血圧や血糖値が容易に測れるようになったいま、健診の効果は以前に比べれ

ば小さくなっているかもしれません。

早期発見・早期治療のために**健診の重要性が叫ばれていますが、その効果はあんがい小さいものかもしれません。**

糖尿病健診の効果はあるのか？

具体的に「糖尿病健診」の効果を検討した研究結果を見てみましょう。

糖尿病は全人口の10％におよび、寿命を短くするといわれていますから、これを早期に発見して治療すれば、相当な効果が期待できそうに思えます。

しかし、研究結果は**「早期発見・早期治療がそれほど大きな成果を挙げていない」**という、ちょっと意外なものでした。

この研究が発表されたのは２０１２年。前項で取り上げた一般健診の研究結果と同じく、ランダム化比較試験という質の高い方法でおこなわれています。

対象は糖尿病になるリスクが高い平均58歳の２万人です。２万人のうち、健診を受けたグループ１万６０００人と健診を受けないグループ４０００人を、約10年間追跡しました。

その結果、死亡率の比較では、健診を受けたグループが９・５％、受けないグループが

9・1%と、健診を受けたグループのほうが高い傾向にありました。結果が出る前は「健診を受けたグループのほうが死亡率は低いだろう」と考えられていただけに、結果は驚くべきものです。

ただ、この結果にはさまざまな批判があります。まず、対象となった2万人は健診を受けた時点では糖尿病とは診断されていない人たちなので、「10年間で寿命に差がつくとは思えない」というものです。

また、糖尿病に関連する脳卒中や心筋梗塞《こうそく》による死亡率で比べれば、逆の結果が出るのではないか、という声もありました。しかし、**脳卒中や心筋梗塞による死亡率で見ても、残念ながら健診を受けたグループのほうが高い傾向**にありました。

ほかにも、いまは糖尿病健診を受けなくても健診以外のさまざまな機会で血液検査や尿検査から糖尿病と診断されるので、健診としての効果が小さくなるのではないか、というものもありました。健診の効果は別にして、血糖や尿糖を調べることに意味がないとはいえないというのです。たしかにそうかもしれません。

最近は、薬局でも血糖測定が可能です。健診を受けなくても、こういう機会を利用すればいいということです。

「健診を受けても受けなくても変わらないとはいえても、血糖検査をしてもしなくても変

わらないとはいえない」というほうが妥当な解釈でしょうか。

それでも、糖尿病の早期発見・早期治療の効果は、寿命に対して期待されるほどは大きくないようです。個人的には、健診を受けないからといって責められるものではないと思っています。

健診を毎年受ける人、まったく受けない人

健康診断を毎年きちんと受ける人のなかには、自分自身が病気になると困るというだけでなく、自分が病気になって家族や社会に迷惑をかけるといけないから、という人も多いのではないでしょうか。

しかし、**健診を毎年受けることが家族の負担を減らし、社会貢献につながっているかどうかの判断はなかなかむずかしい。むしろ、反対かもしれない**、ということが最近の研究で明らかになっています。

先に書いたように、血圧やコレステロールの測定というような一般的な住民健診で寿命が延びるかどうかはわからず、糖尿病の早期発見の効果も明らかではありません。

日本ではこうした健診を毎年受けることがすすめられ、多くの公費が投入されています

が、それに見合う効果があるかどうかはよくわかっておらず、効果がない可能性のほうが示されているのです。

公費だけが無駄に使われている可能性があります。

高血圧やコレステロール、あるいは糖尿病が体に与える影響のスピードから考えても、毎年健診を受ける必要は少ないように思います。血圧やコレステロールのように長い年月にわたって徐々に変化し、そのゆるやかな変化が体に影響するようなものは、もともと早期発見の意義は小さいと考えるのが普通です。

異常と正常の境目も不明瞭なことを考えれば、いちいち血圧やコレステロールを測ってどうするかを考えるよりも、血圧やコレステロールの値に関係なく、つねに食事に気をつけ、適度な運動をするほうが理にかなっています。

「健診を受けて病気にならないように」と考えている人は、日頃も健康に留意している人が多く、それだけで十分な社会貢献ができているかもしれません。もともと、より健康なんですから、毎年健診を受ける意味は小さいでしょう。そればかりか、毎年健診に投入される費用を考えれば、公費の無駄遣いになっているかもしれません。

逆に、**日頃あまり健康に気をつけない人は、健診の対象者にして公費を投入する意義があるかもしれません。**健康に気をつけない人に公費が使われるのは不公平な感じがしますが、そうしたやり方はある面で合理的ともいえます。

健診を受けていない人が病気になると、「健診を受けず医療費を無駄遣いした人」と判断されがちですが、そうともいえません。

毎年受ける人とまったく受けない人はどちらも費用を無駄遣いしていて、日頃から健康に気をつけ、**公費による健診は5年に1度くらいというほどほどの人が、社会にいちばん貢献している**のではないでしょうか。

やっぱり効果がなかった健診

健診とその後の生活指導の効果を検討したランダム化比較試験の結果が２０１４年６月、イギリス医師会雑誌『ブリティッシュ・メディカル・ジャーナル』に発表されました。この研究は１９９９年に開始され、デンマークの30～60歳の成人を「１万人の健診を受けるグループ」と「5万人の健診を受けないグループ」に分けておこなわれました。

健診グループは5年間に4回の健診とその後のカウンセリングをおこない、必要があれば医療機関へ紹介しました。

健診内容は、心電図、血圧、身長、体重、ウエスト、ヒップ、呼吸機能検査、総コレステロール、糖負荷試験です。日本の一般的な住民健診でおこなう、胸部エックス線写真、貧血、腎機能、肝機能、尿検査は入っていません。一方、未受診グループはいずれの検査もおこないません。

開始から10年間の心筋梗塞の発症を比較しました。

結果は、これまで紹介してきた研究とほぼ同様で、**ふたつのグループで心筋梗塞の発症に差はない**というものです。もはや驚くべき結果ではなく、これまでの研究と同じという意味では、当然の結果といったほうが適切でしょう。

それでは実際の数字を見てみましょう。

10年間の追跡で、心筋梗塞の発症は健診グループで4・8%、未受診グループで4・6%と、未受診グループで心筋梗塞がやや少ないという結果です。少なくとも、健診で心筋梗塞が少なくなることは示されていません。脳卒中の発症と死亡率に関しても、同様の結果でした。

もちろん、「デンマークでの研究が日本人に当てはまるのか」との反論があるかもしれません。たしかに、欧米人は健診やその後のカウンセリングを受けても言うことを聞かない傾向があるので、日本人ほど健診の効果はない気もします。

ただ、日本人はもともと心筋梗塞が少なく、現状でも健診を受けないグループで1~2

%の発症率です。これほど少ない心筋梗塞に対して対策をとる必要があるかは、なかなかむずかしい問題です。

この論文の結論は、次のように明確に書かれています。

「心筋梗塞のリスクに対する5年間のくり返しおこなう住民健診は、個別のリスクに合わせたプログラムでおこなったとしても、**心筋梗塞、脳卒中、死亡のいずれに対しても効果がない」**

もはや**健診に公費を投入するのは、少なくとも「健康のため」ではない**といえるのではないでしょうか。

それでは現在の健診は何のためにおこなわれているのか、あらためて考える必要がありそうですね。

「健診のおかげで助かった」は本当か？

高血圧や高コレステロール、さらには糖尿病の早期発見も、どうやら寿命を延ばす効果はないようです。こういうと、「いや、うちのじいさんは健診で高血圧が見つかって命拾いした」と反論する人もいます。

これは素人《しろうと》の意見としてはもっともなのですが、健診のプロとしては簡単に「そうですね」と答えるわけにはいきません。こうした意見を踏まえつつも、プロとしてきっちり意見を述べたいと思います。

ただし、ここで問題にしているのは「公的な費用を使って無差別に健診を勧めるかどうか」についてです。**個人が自腹を切って健診を受けることを問題にしているわけではありません。**前者を「対策型健診」、後者を「任意型健診」と呼びますが、ここではあくまでも対策型健診について議論しています。

公的な費用を投入して全住民を対象にしておこなう対策型健診は、わずかなメリットだけで進めるわけにはいきません。「ひとりでも脳卒中などの合併症が減ればいいのだ」というわけにはいかないのです。

健診に投入される費用やその後に提供される医療費、さらには検査や治療による副作用なども考慮し、それらのすべてのコスト・害を上回る効果があるかどうかが示されなくてはいけません。

また、**「健診のおかげで早く病気が見つかって助かった」という人が本当に健診のおかげで助かったのかどうか、じつは判断しようがありません。**高血圧や糖尿病を放っておいても合併症を起こさない人はたくさんいます。**健診で助かったという人は、治療をしなく**

ても同じように何ともなかったかもしれないのです。

事実、**研究結果で示されているのは**、全体としてはどちらも同じようなもので、**少なくとも毎年の健診であわてて見つける必要はない**ということです。

健診を請け負っている医者のかなりの部分は、「それではまた来年も公費で健診を」といっていますが、それはプロとしてはどうかといわざるをえません。

しかし、医者側も世の中の流れに逆らうのはなかなかむずかしいものです。国が無料でやってくれるという健診を、個別の医者がそんなことしなくてもといっても、多くの人は国のほうが正しいことをやっていると信じるものです。

国よりも個々の医者が信用されるように、私自身もこうして意見を述べつづけていきたいと思います。

基準値から大きく外れる数値は心配

人間ドック学会の健診における基準値の問題は一段落したのでしょうか。リスク評価をしていないため、正常・異常の判定基準には使えない数値をなぜ出すのかは疑問ですが、これまでの基準が厳しすぎたという面が取り上げられたのはひとつの成果かもしれません。

しかし、リスクを評価しないような非科学的なやり方が突然出てくる現状は困ったものです。厳しすぎる基準はリスクに照らし合わせて見直されるべきだというのが私の意見ですが、まだまだいろいろな誤解があるようです。

この騒動に巻き込まれた多くの人は異常と正常の境目にいる人たちでしょう。血圧130㎜Hgの基準を147にした場合、関係しているのは血圧140前後の人たちです。

もっとも相対的な危険の割合が高い50代でも、**140の人は130の人に対して1・5倍脳卒中の危険が高いだけ**です。さらに、**140の血圧を130まで下げてどれくらい脳卒中の予防効果があるかは、いまだよくわかっていない**という現状があります。

そう考えると、今回の騒動で翻弄《ほんろう》された軽症の高血圧の人にとって、基準値の問題はもともと大きなものではなく、あまり気にすることはないと思います。

一方で、血圧180の人は基準値がどう変更されようと関係ありません。**50代で180の人は120の人に対して脳卒中の危険が16倍と高く、140の人と比べても約8倍危険**です。

どちらにしても、**160以上の高血圧に対しては**複数の研究で脳卒中の予防効果が示されており、**今回の騒動に関係なく、治療をすればいい**ということになります。

今回の基準値の問題はきちんと理解しようとすると、いろいろむずかしい問題を含んでいますが、ざっくりいえば簡単な話かもしれません。

基準値の変更に影響を受けるような**軽度の異常値はそれほど心配いりませんが、どういう基準値でも、そこから大きく外れるような異常値は心配**という当然のことです。

このことは健診の効果を検討した研究結果を個別に利用する際にも広げて考えることができます。

健康診断で異常とされる人の大部分は、異常値の周辺の軽症の人です。健診全体の効果すら示されていないわけですから、そうした個別の軽症者が健診から得られるメリットは小さいでしょう。害のほうが大きいかもしれません。

しかし、大きく基準から外れる人は健診全体の効果が不明確だとしても、個人的には大きなメリットがあるかもしれないのです。

メタボ健診、腹囲の基準はいい加減

現在公費でおこなわれている「メタボ（メタボリックシンドローム、内臓脂肪症候群）

健診」は腹囲の基準を満たすことが必須条件です。40歳以上は毎回健診で腹囲を測定されるので、気が重い方もいるかもしれません。

腹囲の基準は男性85センチ以上、女性90センチ以上です。じつは**腹囲の基準には何の根拠もありません。男女別に、適当に決められた適当な基準**です。

メタボと判断する他の3条件（血圧・脂質・血糖）は合併症が起きるリスクとの関係で決められていますが、**腹囲だけは合併症リスクとの関連で決めたわけではありません。**

腹囲の基準には何の根拠もないと書きましたが、いちおう根拠らしきものに基づいてはいます。それは、「腹部のCT検査で測定した内臓脂肪面積100平方センチが男性の腹囲85センチに相当する」ということです。単に腹が出ているとか太っているということより、おなかの中に脂肪がたまる内臓脂肪が重要という考えからきています。

ただ、なぜ100平方センチの内臓脂肪がもとになっているのかは、よくわかりません。きりがいいからでしょうか。きりがいいところを基準にするというのは、現実的な方法ですが、そこに科学的な立場は見当たりません。

少なくとも死亡や合併症のリスクを検討した研究結果から導き出された基準でないものが、公費が投入される住民健診に用いられるのは異常な事態ではないかと思います。

「メタボ」はひと昔前、「死の四重奏」といって、肥満、高血圧、糖尿病、脂質異常症の4つが重なると、心臓病の危険が高くなると恐れられていました。それではいったいどれくらい危険が増すのか、腹囲と死亡、合併症との因果関係の研究結果を見てみましょう。

これは私自身もかかわった自治医大のグループによる研究結果ですが、**今回の基準を満たす人で、男性で１・１３倍、女性では１・３１倍死亡の危険が高い**傾向にあるという結果です。どちらも統計学的な差は認めていません。**死の四重奏とはずいぶん極端な表現で**あることがわかります。

脳卒中との関係で見ると、これも自治医大のグループの結果ですが、**男性で１・９３倍高い傾向にあり、女性では統計学的にも有意に６・８５倍も高い**という結果です。

ただ、これは男女の違いというより、男性より体格の小さな女性のほうで基準がゆるくなっているからかもしれません。腹囲が90センチ以上の女性というのはかなり高度の肥満であるため、そもそもハイリスクな人でしょう。

この**「メタボ」の基準は**腹囲の基準を満たすことが前提となっていますが、**体格全体を考慮することなく、身長が高い人も低い人も同じ**基準です。男女では男性に厳しい基準で、女性ではかなりゆるい基準となっています。これはどういうことでしょうか。

人間ドック学会の基準もさることながら、このメタボ健診の腹囲の決め方のいい加減さこそ、まず議論されるべきではないでしょうか。

日本を代表する生活習慣病のリスクを評価した久山町研究でも、同様の検討がおこなわれています。ここでは、①現行の「男性85センチ、女性90センチ」、②現行より男性をゆるく女性を厳しくした「男性90センチ、女性80センチ」、③国際的にもっともよく使われる「男性１０２センチ、女性88センチ」、の３つの基準で脳梗塞のリスクを評価しています。

結果は、**②の「男性90センチ、女性80センチ」の基準で比較した場合にのみ、腹囲と脳梗塞のリスクに統計学的にも意味のある関連があった**と報告しています。①の現行の基準では脳梗塞との関連は認められなかったというわけです。

この研究結果は２０１０年に報告されたものです。メタボ健診が開始された２００８年にはまだ存在しなかった研究データですが、次の基準値見直しの際にはまず参考にすべき研究結果だと思います。

第7章

がん検診のはなしのウソ・ホント

がんの早期発見は本当にいいのか？

「健診」について、しばらく取り上げてきましたが、今度は「検診」、なかでも「がん検診」について取り上げていきます。検診は、特定の疾患の早期発見により早期治療を提供するためのものです。

検診も健診と同じように、（1）正常・異常の明確な境目が設定できる、（2）有効な治療方法がある、このふたつの条件を満たす必要があります。ただし、これは必要条件にすぎず、十分条件ではありません。

読者の多くは、「がんは早期発見が第一」「検診で早く見つければ見つけるほどいい」と思われているかもしれません。医療従事者でそう思っている人も多いようです。

しかし、がん検診を専門とする者の立場からすると、これはそんなに単純な問題ではありません。**早期発見にはじつはさまざまな害がある**のです。

わかりやすいのはまず、お金です。個人が自己負担でおこなう任意型のがん検診は別ですが、症状のない人を対象に早期発見のためにおこなう対策型のがん検診は、国や自治体の厳しい財政状況のなか、**何十億円の費用を使ってようやく1人のがん死亡が予防できる**

ような状況にもなりえます。これでは、社会全体としては害となってしまいます。

もうひとつの問題は、**本当はがんではないのに、がんと診断される偽陽性**《ぎようせい》**の問題**です。

対策型のがん検診はコストを抑える必要があり、より安価で簡便な方法で、かつ見落としを少なくするために、疑わしい人をなるべく広く拾い上げるという戦略を取ります。その結果、本当はがんではないのに、がんの疑いで精密検査を受ける人が多くなるのを避けることができません。

がん検診で「精密検査が必要」といわれた人は、それだけでも不安な気持ちになります。さらに医療保険を使い、自己負担もしたうえで、苦痛をともなう検査を受けなくてはならず、これはがん検診のもっとも大きな避けがたいデメリットといえるでしょう。

もちろん、精密検査で問題ないとわかって得られる安心もあるわけですが、**安心ばかりが強調され、不安の問題がないがしろにされている**面があると思います。

がんの早期発見には多くのコストがかかり、そのうえ、偽陽性の問題を避けられない。まず、このがん検診のデメリットについて押さえたうえで、そのデメリットを上回るメリットがあるかどうかが、対策型のがん検診に問われているのです。

がん検診に「100パーセントはありえない」

がん検診の偽陽性の問題を取り上げました。一方で、がんであるにもかかわらず、検診結果が陰性で見落とされてしまう偽陰性《ぎいんせい》も問題といえます。

偽陰性は偽陽性に比べれば少ないのですが、それでも、かなりの数の見落としは避けられません。見落としのなかには診断の間違いや他人の結果との取り違えなども含まれますが、これらの問題がないとしても、偽陰性をまったくなくすことはできません。

便潜血《べんせんけつ》による大腸がん検診で大丈夫といわれた人が、心配なので大腸の内視鏡検査を受けたら大腸がんと診断されたという場合があります。「誤診された」と思うかもしれませんが、必ずしもそうではありません。

じつは**便潜血検査では早期大腸がんの約30%、進行がんの約10%が見落とされる**ことがわかっています。検診はそれを承知のうえでおこなわれているのです。

見落としを減らすため、「検査の基準を厳しくし、便に混じる血液がもっと少なくても検知できるような方法に切り替えればいい」と思うかもしれません。

しかし、検査の基準を厳しくすると、今度は、がんでないのに検査が陽性となり、精密検査が必要とされる偽陽性が多くなってしまいます。

検査は「見落としがなく」かつ「間違ってがんと診断されることがない」のが理想ですが、なかなかそんなふうに都合のよい検査はありません。

とくにがん検診では、検査の正確性を多少犠《ぎ》牲《せい》にしても多くの人に対して簡便に安価でおこなえることが優先されます。

偽陰性と偽陽性の両方を減らすことはむずかしく、見落としを少なくしようと思うと偽陽性で不安になる人が増え、不安になる人を減らそうと思うと、今度は偽陰性で見落としが増えてしまいます。

だから、**検診で大丈夫といわれても１００パーセントがんを否定できたということではありません。同様に、検診でがんの疑いがあるとされても、大部分は偽陽性でぬれぎぬにすぎないのです。**

「偽陽性でよけいな検査を受けさせられた」「検診を受けたのにがんを見落とされた」という人がいますが、検診を提供する側としては、どうしようもないところがあります。

もちろん、検査前にこうした説明が十分なされるべきです。ただ、患者さんも「検査方法の正確性には限界がある」「偽陰性と偽陽性の問題がある」ことを知ったうえで、がん検診を受診してもらえればと思います。

がん進行のスピードと寿命の問題

一般住民を対象に、公費を投入しておこなう対策型のがん検診においては、かかるコストに見合う有効性が必須であり、がんでない人にがんの不安や、結果的には不要だった精密検査をもたらすデメリットが避けられません。

しかし、**個人が自身のニーズに沿っておこなう任意型のがん検診であれば、これらの問題は解決する**ように思います。

コストについては全額自分で負担すればいいわけですし、偽陽性の問題も、最初から確実な診断がつくような検査を、高価であっても自腹を切って受ければいいわけです。

対策型の大腸がん検診は便に血が混じっているかどうかで調べますが、これでは何十パーセントかの見落としが避けられません。それなら最初から確実に診断がつく大腸内視鏡で検診を受ければいいのです。

もちろん、それでも偽陽性や偽陰性がゼロにはなりませんが、便潜血検査に比べれば、はるかに少なくなります。

「なんだ、お金がすべてを解決するのか」——そう思われるかもしれません。しかし、ここでもまた、問題はそう簡単ではありません。

最初から精度の高い検査をおこなって、正しくがんと診断されたとしても、そこには必ず**過剰診断の問題**があります。過剰診断とはなかなか説明がむずかしいので、ひとつの例を挙げましょう。

がん検診によって見つかったごく早期のがんが、進行がんとなって症状を出すまでに10年、死に至るまで15年としましょう。

たとえば、75歳の男性の平均余命は10年あまりですが、これは大部分の人があと10年は生きられるということではなく、１００人のうち10年で半分の50人が亡くなることを意味しています。

つまり、**75歳でがん検診を受けても、１００人のうち50人は、がんで症状が出る10年後までに死んでしまう**わけです。

この50人にとって、がん検診はどういう意味があるでしょう。がん検診で検査を受けた分よけいな医療を受け、がんの不安に苦しむことが増えただけといえないでしょうか？

がん検診を受けない人のほうがよけいな検査も受けず、がんの不安もなく、がんの治療を受けることもなく、よりよい10年が過ごせる可能性が高いのです。

進行が遅いがんは、その人の生死に関わらない可能性が高くなっています。

たとえば、進行が遅い前立腺《ぜんりつせん》がんは、死後に病理解剖《かいぼう》される患者全体の20％以上に発見されると報告されています。

あまりに早期のがんは見落としたほうがいい場合が、あんがい多いのです。これは一般にはあまり知られていませんが、がん検診を考えるうえできわめて重要なことです。

小さながんは自然治癒する可能性も

がん検診は、できるだけがんを早期で見つけることを目標にしています。しかし、この**早期発見という考えにこそ、過剰診断の問題がある**といえるでしょう。

がんはいったん出現すると、けっしてなくならず、進行したがんへと一方向性に進むと思われているかもしれません。しかし、必ずしもそうとは限りません。**小さながんは自然治癒《ちゆ》力でなくなってしまう可能性があります。**

たとえば、ミクロのレベルでは、遺伝子レベルの変異でもたらされるがん細胞を修復するメカニズムが明らかにされています。そこから類推すれば、ごく小さながんの場合、なくなってしまう可能性もないとはいえないのです。

進行がんであっても、何も治療しないにもかかわらず消失したという報告があります。

私自身も最近、末期と診断された進行がんの患者さんで、腫瘍《しゅよう》がほとんど消失するのを目《ま》の当たりにしました。

このがんの自然治癒に関しては、日本のがん検診においてひとつの実例があります。日本では１９８４年から神経芽細胞腫《しんけいがさいぼうしゅ》という小児がんの検診が、すべての６ヵ月の乳児に対しておこなわれていました。この検診が進むにつれ、「発見数が10倍になっても、進行した神経芽細胞腫はほとんど減少しない」「検診で見つかった神経芽細胞腫については大幅に死亡率が低くなったものの、１歳過ぎの神経芽細胞腫の死亡率に大きな変化はない」ことがわかったのです。

この理由については、この腫瘍にはもともと自然治癒の報告があり、その割合がかなり高かったという説が有力です。

つまり、検診で見つかる神経芽細胞腫の大部分は自然治癒するもので、**自然治癒するものに対して過剰な医療を提供していただけ**の可能性が高かったわけです。この結果を受け、厚生労働省は２００３年12月に「検査事業の休止」を通知しました。

あまりに早期に発見されたがんは、この神経芽細胞腫のように自然治癒してしまうものがあることを否定できません。より精度の高い最新の検査法で、より早期にがんを見つけることは、**早く見つければ見つけるほど、勝手に治ってしまうような可逆的な小さながん**

によけいな医療を提供しているだけというデメリットを大きくします。

早期発見のメリットだけでなく、過剰診断のようなデメリットの可能性についても十分に吟味する必要があるのです。

「採血だけでわかるがん検査」をやりますか?

新エネルギー・産業技術開発機構と国立がん研究センターなどが共同して、1回の採血で13種類のがんの早期発見ができる簡便な方法の開発に着手するというニュースがありました。この検査法は当然、がん検診での利用が想定されています。

少量の血液を取るだけで簡単に早期がんが調べられる、夢のような検査法の実用化ということで、どのメディアも喜ばしいニュースとして報じました。しかし、そんな単純な話でないのは、これまで取り上げてきたとおりです。

より多くの人が、より精度の高い検査で簡単に検診を受けられることで、がんの見落としは減るかもしれませんが、**がんでない人にがんの疑いをかけたり、がんと誤診してしまったりという危険がどうしても高くなります。**

たとえば、がんかどうかを99%正しく診断できる検査Bを考えてみましょう。検査Bは、がんの人１００人の99％をがんと正しく診断し、がんのない人１００人の99％をがんではないと正しく診断できるすぐれたものとしましょう。

がんの危険が少ない30〜40代で、多くの人がこのがん検診を受けたとします。若い人では１万人に１人くらいしかがんがありませんが、検査Bが陽性で、がんの疑いと診断されたとしても、そのなかで本当にがんであるのは１００人に１人にすぎません。残りの99人（99％）は偽陽性なのです。

不思議に思われるかもしれませんが、「ベイズの定理」という統計手法から導き出される確かな数字です。がんのある人もない人も、それぞれ99％の確率で正しく診断する検査は、検査が陽性の場合におおよそ１００倍、がんの可能性が高くなる検査なのです。

つまり、１万分の１のがんの可能性が、１００倍の１００分の１になるというわけです。がんの可能性が１００分の１とは、すなわち「本当のがんは１％にすぎない」のです。

より早期で見つける分、過剰診断の問題はさらに大きくなります。

現状でも多くの過剰診断が問題となっている前立腺がんや乳がんの検診では、**さらに早期の発見が可能とされる今回の検査方法で、過剰診断がより多くなる可能性が高いと思われます。**

とくに、**高齢者では余命20年の人に対して、進行がんになるのに30年かかる早期がんを**

見つけるというような危険が高くなりますから、若い世代に対する偽陽性だけでなく、高齢者での過剰診断の問題も大きいのです。

「早期発見はいいことばかりではない」

このことが研究のなかで考慮されるかどうか、注視していきたいと思います。

「早期発見できたから長生き」は本当か？

がん検診の問題点はまだあります。検診で早期に見つかって治療をしたがん患者は、症状が出てから遅れて見つかったがん患者より生存率が高い、というのは事実です。「早期発見したんだから当然だ」と考えるかもしれませんが、やはり問題はそう単純ではありません。

たとえば、症状が出てから平均5年で亡くなってしまうがんの場合を考えてみましょう。

このがんが、症状の出る3年前にがん検診で見つかったとします。すると、症状が出てから死ぬまでの期間は5年と変わらなくても、検診で3年早く見つかった分、つねに生存期間が長いことになってしまいます。

検診で見つかったがんは、早く見つかった分だけ生存期間が長いのです。

Ａさんは検診を受けていなかったので5年で死んでしまったが、Ｂさんは検診で見つかってから8年も生きた、という状況です。**Bさんが3年長く生きたのは、症状の出るまでの期間が3年だっただけで、実際の生存期間には何の差もなかったかもしれない**のです。

さらに、もうひとつ別の例を考えてみます。あっという間に進行する悪性度の高いがんと、進行のゆっくりしたがんでは、どちらが検診で見つかりやすいと思いますか？

多くのがん検診は1年ごとにおこないますから、1年のあいだに進行して死んでしまうようながんは見つかりにくいし、何年もかかって進行するようながんは見つかりやすいことは簡単にわかります。

だとすると、**検診で見つかったがん患者さんは進行の遅いがんの割合が高く、その分生存率も高くなる**わけです。

最後にもうひとつの例を紹介します。がん検診を受ける人と受けない人を比べた場合、どちらがもともと健康かということです。

がん検診を受けるような人たちは、健康に気をつけていることが多く、**もともと健康である可能性が高い**のです。

がん検診で見つかったがん患者は、ほかに病気をもっている可能性が低い。一方、がん検診を受けていないがん患者は、健康に気をつけない分不健康な可能性が高く、その分生存率が低いのです。

がん検診で見つかったがん患者の生存率が高いのは、検診の早期発見によるだけではなく、さまざまな条件が関係しているのです。

がん検診の専門家はだれ？

本書のサブタイトルにも入っている「家庭医」は、「総合診療医」の名で専門医のひとつとして認められることになりました。「はじめに」で家庭医について「あらゆる健康問題の相談にのる医者」と書きましたが、具体的には子どもも含めたワクチン接種や健康診断、がん検診なども専門としています。

つまり、**家庭医は「がん検診の専門家」**でもあります。家庭医養成のプログラムには、がん検診などの予防活動が家庭医の重要な研修要項であることが明確に示されており、実際に研修にも組み入れられています。

がん検診にかかわる医者は、がん検診の負の部分についても研修が必要です。私のクリニックでもそうした教育に力を入れています。

しかし、すべてのがんを専門とするがん専門医ではなく、臓器別のがん治療を専門とするがん専門医の教育では、診断や治療の技術を学ぶ研修に多くの時間が費やされ、がん検診に関する研修が明確なかたちで組み入れられていないこともまれではありません。

私は本書で、がん検診による早期発見にはデメリットもあることを、くどいほどくり返し書いてきました。それは、**がんの早期発見はいいことばかりでないことを、**一般の人はもちろん、**臓器別のがん専門医に知ってもらいたい**ためでもあります。

臓器別のがん専門医の多くは、「がんが進行してから見つかり、助からなかった患者さん」か「早期発見で助かった患者さん」のいずれかを診《み》ることになります。その結果、「早期発見のほうがいいに決まっている」という考えをもつ人がじつは多いのです。

この考えは、家庭医からすればとても困ったことです。でも、家庭医から臓器別のがん専門医に向かって、「もう少し疫学《えきがく》的な視点をもってもらえないでしょうか」と伝えることはなかなか困難です。

それでも、ひたすらがんの早期発見ばかりを唱えるのは間違いであることを、そろそろ臓器別のがん専門医も認識すべきと思います。

とくに**高齢者に対しておこなうがん検診は、害のほうが大きく、益がないかもしれません。**高齢者の健康についての対応は、臓器にとらわれず広く総合的な診療をおこなう家庭医に相談するのがよいと思います。

読者のみなさんも、健診やがん検診のことで困ったら、家庭医を受診しましょう。なぜなら家庭医こそ、この領域の専門医だからです。

一般の人が探しにくいのが難点ですが、クリニックのホームページなどで「家庭医療専門医認定」とあれば、その医師は家庭医です。

大腸がん死亡率を減らした検診

ここから個別のがん検診について取り上げます。

まず大腸がん検診ですが、便に血が混じっているかどうかを検討する便潜血検査や内視鏡検査があります。

便潜血検査はさらに、便に混じった血液の鉄を検出する「化学法」とヒト由来のヘモグロビンを検出する「免疫法《めんえき》」があります。また、内視鏡検査は出口に近い部分だけを観察する方法や全大腸を観察する方法があります。

個人の判断で受ける任意型の検診ではどの方法もよくおこなわれますが、日本では内視鏡検査が多いかもしれません。

一方、市町村など公費を投入しておこなう対策型の検診は、便潜血検査の免疫法でおこなわれています。２日間の便を検査し、どちらか一方でも陽性であれば精密検査というやり方です。

この方法による**対策型の大腸がん検診の効果については、**ランダム化比較試験という質の高い研究が多くあり、それらをまとめたメタ分析の結果も報告されています。

便潜血検査の化学法でおこなわれたランダム化比較試験のメタ分析では、40〜80歳の一般住民を対象に、毎年、もしくは1年おきの便潜血による検診を「受けるグループ」と「受けないグループ」で比較したところ、大腸がんの死亡率が、検診を受けないグループを１００とした場合、受けるグループで84まで減りました。

つまり、**大腸がんによる死亡率が16％減った**わけです。この結果の信頼性はかなり高いといえるでしょう。

便潜血検査の免疫法は化学法よりさらに検査精度がよいことがわかっており、免疫法ではもう少し大きな効果が期待できるかもしれません。

もちろん、「大腸がん死亡率が16％しか減らないのか」と思う人も多いかもしれません。このランダム化比較試験では、便潜血検査が陽性でも精密検査を受けない人も含まれています。みんなが精密検査を受ければ、さらなる効果が期待できるでしょう。

この検診で見つかるのは大腸がんそのものではなく、前がん病変ともいえる大腸ポリー

プが大部分です。おなかを開くような手術でなく、内視鏡によって取り切れてしまうものが多く、小さな処置ですますことができるのは、患者さんにとって大きなメリットでもあります。

もちろん、どんな検診も**誤診や過剰診断の問題があるわけですが、研究結果ではそれを上回る効果が示されています。**

死亡率が減ったら寿命は延びるのか?

「すべてのがん検診は無駄《むだ》だ」という極端な意見があります。対策型検診の実施が推奨されている「便潜血による大腸がん検診」を例に、そのことについて考えてみます。

大腸がん検診は、メタ分析で大腸がんの死亡率を減らすことが示されており、無駄とはいえないように思います。ただ、減った死亡率は16%で、この数字はそれなりに謙虚に受け止める必要があるかもしれません。

16%という数字は、メタ分析から導き出したもので、大腸がん検診を受けたグループと受けないグループの大腸がん死亡率の比の減少分です。

ちょっとややこしいのですが、大腸がんでの死亡率が、大腸がん検診を受けないグループが１％、受けたグループが０・８４％という結果があり、１００の大腸がん死亡が84に減る、つまり「$1-\frac{84}{100}=\frac{16}{100}$」で16％なのです。

人口に当てはめるとわかりやすいかもしれません。

たとえば人口１０００万人の場合、大腸がんで死ぬのは、みんなが検診を受けないと１％の10万人、検診を受けると０・８４％の８万４０００人。つまり、がん検診によって１万６０００人が救われるといえます。

しかし、大腸がんだけでなく、すべての死亡率で検討すると、検診を受けるグループも受けないグループもまったく変わらないという結果でした。

つまり、**大腸がん検診は大腸がんによる死亡率を減らすが、寿命全体に影響するほどではない**ということ。

大腸がんで死ぬのをまぬがれても、結局は別の原因で死んでしまうわけで、検診にたいした効果はないかもしれないのです。

ただし、大腸がん検診の効果を検討する研究は、大腸がんの死亡率が減ると判明した時点で研究を中止します。その後しばらく研究をつづければ寿命が延びる効果が示されるかもしれませんが、そこまで研究をつづけるのは非倫理的と判断されるためです。

全体の寿命に影響があるかどうかわからない小さな効果の検診に対し「公費でおこなう

必要があるのか」という考え方がある一方、研究自体が途中で中止され全体の死亡率を減らすかどうか検討できるところまでつづけられない面もあり、どう判断すべきか悩ましいところです。

大腸がん検診は真っ先にすすめられるがん検診のひとつですが、国や市町村の財源が不足するなか、**公費での検診が妥当《だとう》かはよくわかりません。**

私自身は、大腸がん検診はそれぞれが自己負担で受け、税金はもっと必要なことに使ってもらうのが、かなり現実的なやり方であるように思います。

大腸がん検診が陽性でも94％はがんではない

大腸がん検診は、便潜血のような簡便な方法で大腸がんの死亡率を減らすことが示されており、一般住民を対象に公費を投入しておこなう対策型のがん検診では真っ先にすすめられるものです。

ただ、全体として利益が害を上回るとしても、検診を受ける個人にとってはデメリットとなることもあります。個人に起こるかもしれない大腸がん検診のデメリットについてあらためて説明しましょう。

まず、**便潜血が陽性でも、実際に大腸がんでない「偽陽性」の人が多い**ことです。「精密検査をして最終的に異常がなければいいじゃないか」という考え方もできますが、精密検査には苦痛や危険もともないます。また、結果が出るまでのあいだ、「がんかもしれない」との不安につきまとわれます。この**不安は、がん検診の大きなデメリットのひとつ**といえます。

ただ、便潜血が陽性といわれた人のなかで、実際にがんが見つかる人がどれくらいいるのかを知ると、少し安心できるかもしれません。実際のデータを示しましょう。

大阪がん予防検診センター（現・大阪がん循環器病予防センター）のデータですが、便潜血の陽性者９１５４人のうち、実際にがんだったのは５１４人で、全体の５・６％。残りの94・４％の人は大腸がんではなかったのです。

つまり、**便潜血が陽性となり、「大腸がんの疑い」といわれても、大部分は「はずれ」**なのです。５％しか当たらないくじを引くといえばもっとわかりやすいかもしれません。

だから、それほど心配せずに、精密検査を受ければいいのです。

偽陽性の反対で、**本当は大腸がんなのに検査が陰性のために見落とされてしまう「偽陰性」の人が出るのもデメリットのひとつ**でしょう。

やはり同センターのデータでは、大腸がんが判明した５３６人のうち、便潜血検査で陰性だった人は19人いました。つまり、**3・5%の大腸がんは便潜血検査で見落とされてしまう**ことがわかります。

便潜血検査は、2回検査をおこない、どちらか1回でも陽性であれば精密検査がすすめられます。これは大腸がんの見落としを少なくするためには重要なことです。

「1回は陰性だったから大丈夫」「3回目をやって陽性なら精密検査をする」などの考えは、大腸がんの見落としを増やす可能性があり、おすすめできません。

偽陽性、偽陰性の問題を理解して、上手に大腸がん検診を受けましょう。

マンモグラフィー検診はおすすめか？

次に乳がん検診について取り上げます。乳がん検診には視診や触診、超音波検査などがありますが、根拠となる多くの研究があるのが、乳房のエックス線撮影をおこなうマンモグラフィーによるものです。2013年に報告された研究結果を紹介しましょう。

研究は「ランダム化比較試験（RCT）」を集めたメタ分析という精度の高い方法でおこなわれました。39～69歳の女性を対象に、1年から2年おきにマンモグラフィーによる検診をおこなうグループとおこなわないグループを13年間追跡し、乳がんの死亡率に差があるか、９つのＲＣＴで検討しました。

結果は、乳がんによる死亡が、検診をおこなわないグループを１００とすると、おこなったグループは81で、検診によって乳がん死亡が19％減っていました。年齢での効果の違いをみると、乳がんによる死亡の減少が、50歳未満は16％ですが、50歳以上は23％と、高齢者のほうが効果が大きい傾向にあることが示されています。

この数字の差は偶然の誤差とはいえないもので、**結果は「マンモグラフィーは乳がんによる死亡を減らす」**ことを示しています。

さらに、この研究では、ランダムに割りつける方法が適切かどうかで、研究の質の高い・低いを分類しています。

９つのＲＣＴのなかで、質の高い４つに絞った分析でも、乳がんによる死亡が10％減る傾向にありました。年齢別では、乳がんによる死亡の減少が50歳未満で13％、50歳以上で6％でした。

ただ、このデータは偶然の誤差の可能性もあり、**結論としては「マンモグラフィーにはっきりした効果があるとはいえない」**というものでした。９つのＲＣＴを分析した結果とは少し異なっています。

この違いをどう考えればよいのでしょうか。

結論をいえば、**質の低い研究も含む全体の分析より、質の高い研究に絞った分析のほうが信頼性が高い**といえます。

質の低い研究は、よい結果が出ない場合は論文として発表されない場合が多くあり、発表された論文に限ってみると、効果を過大に評価する傾向にあります。

一方、質の高い研究は、結果にかかわらず発表される可能性が高く、研究者のバイアス（偏りや先入観）が少ない結果である可能性が高いのです。

結果を見る限り、**マンモグラフィーによる検診をすすめるか否《いな》かは微妙**です。乳がんによる死亡が減らないわけではなさそうですが、その効果はあんがい小さいのかもしれません。

マンモ検診で乳がん以外の死亡が増える？

前項のマンモグラフィーによる乳がん検診の効果について、もう少しくわしくみてみましょう。

「19％乳がん死亡が減る」というのが全体（質の低い研究も含む）の結果でしたが、検診をおこなうグループとおこなわないグループで、どれくらい乳がんで死亡しているかというと、検診をおこなうグループでは０・３６％、おこなわないグループでは０・４３％でした。

　この結果を乳がんで死亡しなかった人でみると、検診をおこなうグループは99・６４％、おこなわないグループは99・５７％。

　つまり、13年という年月では、検診を受けても受けなくても、ほとんどの人は乳がんで死んでいないことがわかります。**現在45歳の人で考えると、検診を受けても受けなくても、ほとんどが58歳まで乳がんでは死なない**ということです。

　マンモグラフィーによる乳がん検診の効果についての根拠は、やや弱いものでしかないといえるでしょう。

　検診を受けても受けなくても乳がんによる死亡が変わらないなら、マンモグラフィーによる検診は、受けてもいいし、受けなくてもいいと思うかもしれません。

　ところが、**マンモグラフィーの場合、検診の効果とは別のさまざまな問題点が報告**されています。

　そのひとつは、**乳がん以外のがんの死亡が２・４２倍になる**というものです。他のがんによる死亡が増える理由として、**マンモグラフィーによるエックス線被《ひ》曝《ばく》**や、乳がんと診断された後の**抗がん剤や放射線治療による副作用の可能性**が指摘されています。

この乳がん以外のがん死亡が増えるという結果は、乳がんと診断された患者に限って分析したものですが、このデータの結果が正しいと結論づけられたものではありません。たまたま極端に悪い結果が出ただけかもしれないのです。

このため、**現時点で、マンモグラフィーによる乳がん検診が他のがんを増やすとまではいえません。**データの解釈は慎重にすべきなのです。とはいえ、これまでの研究で得られたはっきりしない害についての情報を、まったく開示しないわけにもいかず、むずかしいところです。

いまいえるのは、次の2点です。

・マンモグラフィーによる乳がん検診が乳がんによる死亡を減らす効果は、期待されるよりも意外に小さい。
・本当かどうかわからないけれども、他のがんによる死亡が増える可能性がある。

この2点を考えると、**乳がん検診は、便潜血の大腸がん検診ほど強くはすすめられない**というのが現状かもしれません。

スイスは乳がん検診の廃止を勧告

その人の生死を左右しないようながんを見つけてしまう「過剰診断」の問題について、先に書きました。過剰診断と偽陽性について、乳がんを例にもう少しくわしく説明しておきたいと思います。

過剰診断には偽陽性を含む場合もありますが、ここで問題とするのは正しくがんと診断されたケースでの過剰診断についてです。

アメリカ内科学会誌の報告によると、乳がん検診でがんの疑いとされた人のうち、結果的にがんでなかった偽陽性の人は、年齢が若いほど多い傾向にありました。

40代の女性１０００人が検診を受けた場合、約10％の98人が偽陽性でした。同様に１０００人が検診を受けたとき、60代で79人、80代で64人が偽陽性でした。

偽陽性と診断された一部の人は、乳房に針を刺し細胞を採取して調べる「生体《せいたい》検査（生検）」をしないとがんかどうかの判断ができないのですが、検診受診者１０００人のうち生体検査をおこなったのは、40代が９人、60代が12人、80代が12人でした。

乳がん検診が無意味ということではありません。しかし、40代では、検診受診者の約10

％ががんの疑いをかけられて不安な日々を過ごし、約１％は乳房に針を刺して細胞を採取するという侵襲《しんしゅう》的な検査（体に負担のかかる検査）を受けている現状は、検診を受けようとする人にきちんと知らされるべき情報だと思います。

また、過剰診断については２０１２年、衝撃的な論文が報告されました。

乳がん検診で診断された乳がん患者の30％が本来は治療が不要なもので、過剰診断だというのです。

欧米におけるマンモグラフィーによる乳がん検診は、１９８０年代から徐々に普及し、90年代後半には60％の受診率を達成しています。検診で早期乳がんが発見されれば、治療により進行がんになることなく治癒します。

つまり、検診で早期乳がんがたくさん見つかれば、結果的に進行がんの数は大幅に減るはずです。

ところがこの論文では、**検診導入後に早期乳がんの発見が導入前の2・5倍に増えているのに、減るはずの進行がんはほとんど減っていない**というのです。高齢者の増加などで乳がん死亡が増えている可能性もありますが、この論文の著者らはそうした増加があったとしても、進行がんが減らないことの理由としては不十分だと報告しています。

過剰診断の問題を重くみたスイスの医療委員会は、対策型のマンモグラフィーによる乳がん検診の廃止勧告をしています。今後の日本の対応が注目されます。

乳がん検診は覚悟して受ける

がんの診断は、ある一時点の細胞や組織の状態で診断します。**見つかったがんが、その後何年でどのように進行していくかは、じつはよくわかっていません。**あまりに早期に発見されたがんの場合、進行するどころか、消えてなくなってしまうかもしれません。**進行がんになるには、1年以内かもしれないし、30年かかるかもしれない。**進行するのに30年かかるような早期がんの場合、70歳の人では進行がんになる前に、別の理由で死んでしまう可能性が高くなります。がんの診断自体は正しくても、この場合の診断も過剰診断になるということです。

前項で、乳がん検診が普及して20年が経過したのに、進行した乳がんが減っていないという論文について紹介しました。この結果から、**乳がんは平均的には20年以上かかって進行がんになるというのが妥当なところかも**しれません。

もちろん、なかには1～5年で進行がんになるものがあり、進行の早い乳がんを検診で見つけられれば、その人の寿命を延ばすことに貢献できるでしょう。

しかし、そうした幸運が訪れる割合は意外に小さいようです。**がん検診を受けることによって得られる乳がんによる死亡の減少は2割以下、むしろ1割程度かもしれない**ということが研究により示されています。

検診で見つかる乳がんのうち、検診で見つかったことで命が助かったがんというのは、じつはそれほど多くないのです。一部は過剰診断で、もっと後で見つかってもたいして結果が変わらない、あるいは見つからなければ消えてしまったものも含まれます。

一方で、検診で見つかっても進行が早く、結局助からないこともあります。検診の時点でこうしたことを明確に区別することはできないのが現状です。

乳がん検診を受けるかどうか――、それはじつはとてもむずかしい問題です。

偽陽性や過剰診断のことも知ったうえで乳がん検診を受けるのは、ある種の覚悟をともなうものだと思います。

日本で乳がん検診は受けるべきだというキャンペーンもあり広がってきましたが、立ち止まって考えてみる必要もあるのではないでしょうか。

著者略歴

一九六一年、愛知県に生まれる。自治医科大学卒業。愛知県作手村（現・新城市作手）国民健康保険診療所に一二年間勤務。二〇〇三年より公益社団法人地域医療振興協会で僻地医療専門医の育成にたずさわる。同法人の地域医療研修センターおよび東京北社会保険病院臨床研修センターのセンター長をへて、二〇一一年、東京・国分寺市に武蔵国分寺公園クリニックを開院、同院長。地域家庭診療センター長として、あらゆる健康問題に対処するプライマリ・ケアに従事。また、二〇年以上にわたりEBM（エビデンスに基づく医療）を実践するEBMの第一人者。専門は地域医療、臨床疫学、医学教育。著書には『EBM実践ワークブック』（南江堂）、『「人は死ぬ」それでも医師にできること』（医学書院）、『治療をためらうあなたは案外正しい』（日経BP社）、『「健康第一」は間違っている』（筑摩選書）、『65歳からは検診・薬をやめるに限る！』（さくら舎）などがある。

病気《びょうき》と薬《くすり》 ウソ・ホントの見分《みわ》け方《かた》
――家庭医《かていい》があかす新《あたら》しい医療情報《いりょうじょうほう》

二〇一七年一二月一〇日　第一刷発行

著者　名《な》郷《ごう》直樹《なおき》

発行者　古屋信吾
発行所　株式会社さくら舎　http://www.sakurasha.com
東京都千代田区富士見一-二-一一　〒一〇二-〇〇七一
電話　営業　〇三-五二一一-六五三三　FAX　〇三-五二一一-六四八一
編集　〇三-五二一一-六四八〇　振替　〇〇一九〇-八-四〇二〇六〇

装丁　アルビレオ
装画　坂木浩子
印刷・製本　中央精版印刷株式会社

ISBN978-4-86581-129-2